本草纲目 果部 妙用

魏献波 吴 燕 主编

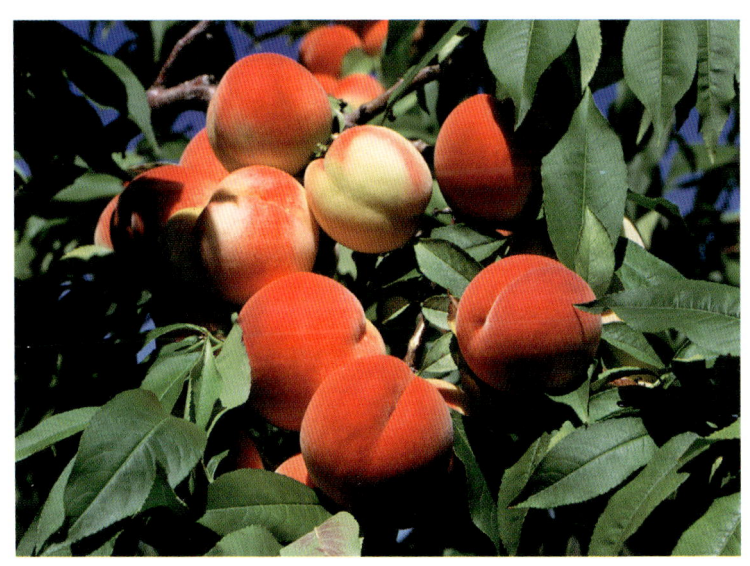

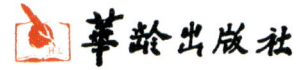

责任编辑：薛　治　齐　霁　唐　莉
特约编辑：赵白宇
装帧设计：崔　杰
责任印制：李未圻

图书在版编目（CIP）数据

本草纲目果部妙用 / 魏献波，吴燕主编.—北京：华龄出版社，2012.1
　　ISBN 978-7-80178-903-7

Ⅰ.①本… Ⅱ.①魏… ②吴… Ⅲ.①本草纲目－水果－食物本草－图谱 Ⅳ.①R281.3-64②R281.5-64

中国版本图书馆CIP数据核字（2011）第254431号

书　　名：	本草纲目果部妙用
作　　者：	魏献波　吴　燕　主编
图片摄影：	谢　宇　周重建
美术设计：	天宇工作室（xywenhua@yahoo.cn）
图文制作：	崔　杰　李建军
出版发行：	华龄出版社
印　　刷：	北京画中画印刷有限公司
版　　次：	2012年1月第1版　2012年1月第1次印刷
开　　本：	880×1230毫米　1/32　　印　张：6
字　　数：	268千字
定　　价：	38.00元

地址：北京西城区鼓楼西大街41号　　邮编：100009
电话：84044445（发行部）　　　　　　传真：84039173

编委会名单

主　　编　魏献波　吴　燕

副 主 编　裴　华　谢　宇　刘　芳

编　　委　董　萍　李　翠　张新利　李俊勇　张　琳
　　　　　　 吴　晋　田久林　王　俊　王丽梅　徐　娜
　　　　　　 商　宁　范海燕　徐　萌　于亚南　王伟伟
　　　　　　 张　淼　高　稳　李小儒　周重建　杜　宇
　　　　　　 戴　峰　白峻伟　连亚坤　王忆萍　吕秀芳
　　　　　　 李建军　刘　凯　李　翔　向　蓉　赵博宇
　　　　　　 戴　军　鞠玲霞　李斯瑶　战伟超　周　维
　　　　　　 廖秀君　郭红燕　胡海涛　矫清楠　李锋利

前　言

《本草纲目》是我国明代伟大的医学家李时珍（1518~1593）穷毕生精力，广收博采，实地考察，对以往历代本草学进行全面的整理和总结，历时27载编撰而成的。全书共五十二卷，约二百万字，收录药物1 892种（新增374种），附图1 100多幅，附方11 000多种，集我国16世纪以前的药物学成就之大成，在训古、语言文字、历史、地理、植物、动物、矿物、冶金等方面也有突出的成就。

《本草纲目》从出书第一版至今，已有四百多年的历史，先后出版过数十种版本，并被美国、前苏联、日本、德国、法国等翻译成英、俄、日、德、法语等出版。李时珍的伟大学术成就还受到世界人民的好评，他还被评为世界上对人类最有贡献的科学家之一，《本草纲目》被誉为"东方药学巨典"，是我国医药宝库中一份珍贵遗产，直至今天还有很多实用价值。

近年来，由于"绿色食品"、"天然药物"的兴起，中医中药备受青睐。随着社会的不断进步和科学技术的飞跃发展，人类的自我保健意识不断增强，回归自然的愿望也越来越强烈，人们更加赏识和注重中医中药预防疾病和养生保健的功效。有鉴于此，为了让更多的读者朋友能够轻松应用经典，能够给广大的医药爱好者及广大家庭提供一部系统的中草药应用读本，更好地继承和发扬我国中草药学的宝贵遗产，使它能够在更大范围内传播和传承，并且能够更好地为广大人民的生活与健康服务，经过精心的策划和调研，我们特聘请相关专业人员编辑了《本草纲目果部妙用》，本书收录了精选自《本草纲目》原著中的果类药食同源品种数十种，精编和整合了原著中的精华部分与以《中华人民共和国药典》（2010年版一部）为主的现代中医药知识精华，力求内容更准确，层次更清晰，阅读更方便，操作更简单。我们衷心希望本书能够更好地为现代人们的生活和健康服务。

本书是学习和研究《本草纲目》的理想参考书，对继续发掘和发扬《本草纲目》的价值都会起到不可小视的作用，对于中医临床应用及各种研究都会起到积极的作用。

另外，由于《本草纲目》出版已久，历时较长，书中需要考证的地方也较多，加上编者知识水平所限，书中的错漏之处，还请读者批评指正！同时，我们也希望本书的出版能够起到抛砖引玉的作用，希望有更多的有识之士加入我们的行列，为我国中医药文化的传承和传播出谋划策。读者交流邮箱：xywenhua@yahoo.cn。

编　者
2011年11月

目 录

李（《别录下品》）/1

杏（《别录下品》）/5

梅（《本经中品》）/9

桃（《本经下品》）/14

栗（《本经上品》）/20

枣（《本经上品》）/25

梨（《别录下品》）/30

木瓜（《别录中品》）/35

山楂（《唐本草》）/39

庵罗果（宋《开宝》）/44

柰（《别录下品》）/47

柿（《别录中品》）/50

安石榴（《别录下品》）/56

橘（《本经上品》）/62

橙（宋《开宝》）/67

柚（《日华》）/70

金橘（《纲目》）/74

枇杷（《别录中品》）/77

杨梅（宋《开宝》）/82

樱桃（《别录上品》）/87

胡桃（宋《开宝》）/91

荔枝（宋《开宝》）/97

龙眼（《别录中品》）/102

橄榄（宋《开宝》）/106

五敛子（《纲目》）/111

榧实（《别录下品》）/115

海松子（宋《开宝》）/118

槟榔（《别录中品》）/122

大腹子（宋《开宝》）/126

椰子（宋《开宝》）/129

菠罗蜜（《纲目》）/133

无花果（《食物》）/136

秦椒（《本经中品》）/139

胡椒（《唐本草》）/143

吴茱萸（《本经中品》）/147

甜瓜（宋《嘉祐》）/152

西瓜（《日用》）/157

葡萄（《本经上品》）/161

猕猴桃（宋《开宝》）/164

甘蔗（《别录中品》）/168

莲藕（《本经上品》）/172

芡实（《本经上品》）/182

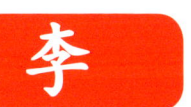 **（《别录下品》）**

【释名】嘉庆子。梵书名李曰居陵迦。

实

【气味】苦、酸，微温，无毒。
【主治】曝食，去痼热，调中（《别录》）。去骨节间劳热（孟诜）。肝病宜食之（思邈）。

核仁

【气味】苦，平，无毒。
【主治】令人好颜色（吴普）。治女子少腹肿满。利小肠，下水气，除浮肿（甄权）。

【附方】
女人黑：用李核仁去皮细研，以鸡子白和如稀饧涂之。至旦以浆水洗去，后涂胡粉。不过五六日效。忌见风。（《崔元亮海上方》）

蝎虿螫痛：苦李仁嚼涂之，良。（《古今录验》）

根白皮

【气味】大寒，无毒。
【主治】消渴，止心烦逆奔豚气（《别录》）。治小儿暴热，解丹毒（时珍）。苦李根皮：味咸，治脚下气，主热毒烦躁。煮汁服，止消渴（甄权）。

【附方】

小儿丹毒（从两股走及阴头）：用李根烧为末，以田中流水和涂之。（《千金方》）

咽喉卒塞（无药处）：以皂角末吹鼻取嚏。仍以李树近根皮，磨水涂喉外，良验。（《菽园杂记》）

花

【气味】苦，香，无毒。

【主治】令人面泽，去粉滓（时珍）。

【附方】

面黑粉滓：用李花、梨花、樱桃花、白葵花、白莲花、红莲花、旋覆花、秦椒各六两，桃花、木瓜花、丁香、沉香、青木香、钟乳粉各三两，珍珠、玉屑各二两，蜀水花一两，大豆末七合，为细末瓶收。每日盥，用洗手面，百日光洁如玉也。（《普济方》）

叶

【气味】甘、酸，平，无毒。

【主治】小儿壮热，疾惊痫，煎汤浴之，良（大明）。

【附方】

恶刺疮痛：李叶、枣叶捣汁点之，效。（《千金方》）

【别名】李实、嘉庆子、山李子、嘉应子。

【来源】为蔷薇科植物李树的果实。

【形态特征】乔木，高达9~12米。树皮灰褐色，粗糙；小枝无毛，紫褐色，有光泽。叶柄近顶端有2~3腺体；叶片长方倒卵形或椭圆倒卵形，先端急尖或渐尖，基部楔形，边缘有细密浅圆钝重锯齿。花两性；通常3朵簇生；萼筒杯状，萼片及花瓣均为5；花瓣白色，排成不规则2轮。核果球形或卵球形，直径3.5~5厘米，栽培品种可达7厘米，先端常稍急尖，基部凹陷，绿、黄或带紫红色，有光泽，被蜡粉。核卵圆形或长圆形，有细皱纹。花期4~5月。果期7~8月。

【性味归经】甘、酸，平。归肝、脾、肾经。

【功效主治】清热，生津，消积。主治阴虚内热，骨蒸痨热，肝胆湿热，消渴引饮，腹水，小便不利等。

【用法用量】内服：煎汤，10~15克；鲜者，生食，每次100~300克。

【使用禁忌】过食李子伤脾胃，使人少食，腹泻。

【精选验方】①骨蒸劳热，或消渴引饮：鲜李子捣绞汁冷服。②肝肿硬腹水：李子鲜食。③慢性子宫出血、月经过多：鲜李子2~3枚，醋浸后水煎，每次20~50毫升，每日3~4次。④体癣：鲜李或醋浸李子4~8个，捣烂，水煎后洗患处。

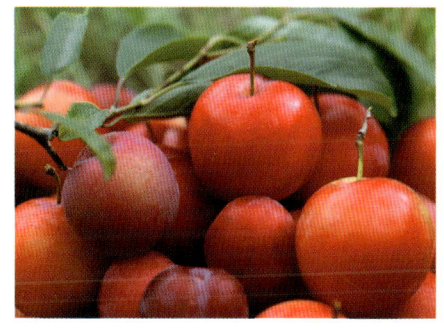

【实用药膳】

李子酒

原料：新鲜李子250克，米酒250毫升。

制法：先将李子淘洗干净，去掉核，捣烂后取汁，倒入米酒搅匀，入瓶密闭。

用法：每日2次，每次10~20毫升。

功效：美容驻颜。

适用：皮肤美容。

李子薏苡仁汤

原料：新鲜李子6枚，薏苡仁30克。

制法：将李子和薏苡仁一起煮食。

用法：1日内分2次服完。

功效：破瘀利水，养肝泻肝。

适用：肝硬化腹水。

鲜李肉汁

原料：新鲜李子适量。

制法：先将李子用水淘洗干净，去核后捣烂，绞取汁即可。

用法：每日3次，每次25克。

功效：祛热生津。

适用：糖尿病及阴虚内热、咽干唇燥等。

李子蜜酒

原料：李子干400克，蜂蜜100毫升，黄酒1800毫升。

制作：将李子干及蜂蜜共放入黄酒中浸泡2~3个月，取出过滤后备用。

用法：每日2次，每次10毫升。

功效：润肠通便。

适用：肠燥便秘。

杏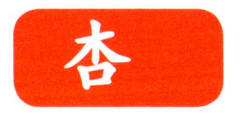

（《别录下品》）

【释名】甜梅。

实

【气味】酸，热，有小毒。
【主治】曝脯食，止渴，去冷热毒。心之果，心病宜食之（思邈）。

核仁

【气味】甘（苦），温（冷利），有小毒。
【主治】惊痫，心下烦热，风气往来，时行头痛，解肌，消心下急满痛，杀狗毒（《别录》）。杀虫，治诸疮疥，消肿，去头面诸风气疱（时珍）。

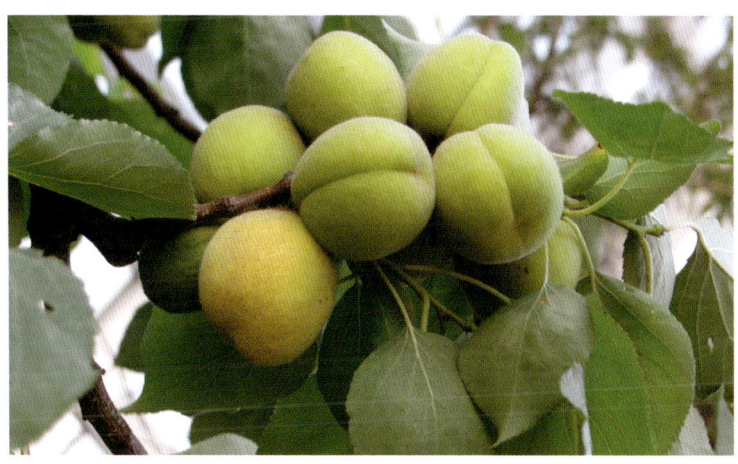

【附方】

风虚头痛（欲破者）：杏仁去皮尖，晒干研末，水九升研滤汁，煎如麻腐状，取和羹粥食。七日后大汗出，诸风渐减。此法神妙，可深秘之。慎风、冷、猪、鸡、鱼、蒜、醋。（《千金方》）

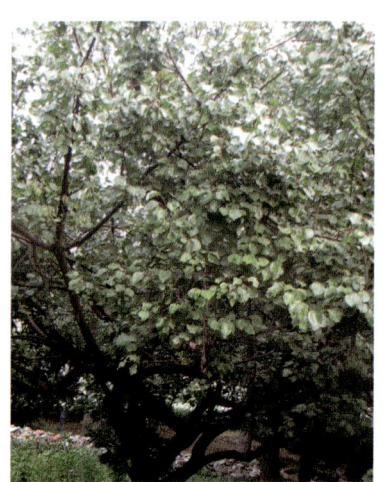

偏风不遂，失音不语：生吞杏仁七枚，不去皮尖，逐日加至七七枚，周而复始。食后仍饮竹沥，以瘥为度。（《外台秘要》）

血崩不止（诸药不效，服此立止）：用甜杏仁上黄皮，烧存性，为末。每服三钱，空心热酒服。（《保寿堂方》）

身面疣目：杏仁烧黑研膏，擦破，日日涂之。（《千金方》）

耳出脓汁：杏仁炒黑，捣膏绵裹纳入，日三四易之妙。（《梅师方》）

鼻中生疮：杏仁研末，乳汁和敷。（《千金方》）

风虫牙痛：杏仁针刺于灯上烧烟，乘热搭病牙上。又复烧搭七次。绝不疼，病牙逐时断落也。（《普济方》）

白癜风斑：杏仁连皮尖，每早嚼二七粒，揩令赤色。夜卧再用。（《圣济总录》）

花

【气味】苦，温，无毒。

【主治】补不足，女子伤中，寒热痹厥逆（《别录》）。

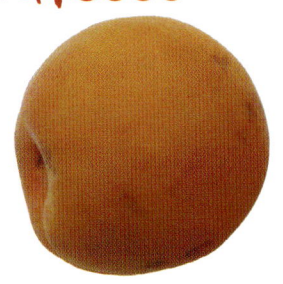

【附方】

妇人无子：二月丁亥日，取杏花、桃花阴干为末。戊子日和井华水服方寸匕，日三服。（《卫生易简方》）

粉滓面：杏花、桃花各一升，东流水浸七日。洗面三七遍，极妙。（《圣济总录》）

【别名】 杏子、杏仁、杏核仁、杏梅仁、木落子、北杏仁、山杏仁。

【来源】 为蔷薇科植物杏的干燥成熟种子。

【形态特征】 为落叶小乔木，高4～10米；树皮暗红棕色，纵裂。单叶互生；叶片圆卵形或宽卵形，长5～9厘米，宽4～8厘米。先端长渐尖，基部圆形或略近心脏形。春季先叶开花，花单生枝端，着生较密，稍似总状；花几无梗，花萼基部成筒状，外面被短柔毛，上部5裂；花瓣白色或浅粉红色，圆形至宽倒卵形；雄蕊多数，着生萼筒边缘；雌蕊单心皮，着生萼筒基部。核果圆形，稀倒卵形，直径2.5厘米以上。种子心状卵形，浅红色，略扁，侧面具一凹槽。花期3～4月，果期6～7月。

【性味归经】 苦，温，有毒。归肺、脾、大肠经。

【功效主治】 祛痰止咳，平喘，润肠，下气开痹。主治外感咳嗽，喘满，伤燥咳嗽，寒气奔豚，惊痫，胸痹，食滞脘痛，血崩，耳聋，湿热淋证，疥疮，喉痹，肠燥便秘。

【用法用量】 内服：煎汤，3～10克；或入丸、散。外用：捣敷。

【使用禁忌】 阴虚咳嗽及大便溏泄者忌服。

本草纲目 果部妙用

【精选验方】①慢性气管炎：带皮苦杏仁与等量冰糖研碎混合，制成杏仁糖，早、晚各服9克，10日为1个疗程。②咳嗽气喘：杏仁12克，水煎服。③外阴瘙痒：杏仁研成细粉，加麻油调成糊状涂擦，每日1次。④鼻中生疮：捣杏仁乳敷之，亦烧核，压取油敷之。

【实用药膳】

杏仁粥

原料：杏仁20克，粳米100克，冰糖10克，水适量。

制法：先将杏仁用水浸泡后去掉皮和尖，然后研滤取汁，将粳米淘洗干净放入沙锅，然后加入清水适量，再加入杏仁汁煮成粥，放入冰糖后略煮一会儿，糖化即可食用。

用法：温热食用，每日1次，连服5日。

功效：止咳平喘，润肠通便。

适用：外感喘咳、久咳气喘及便秘患者。

杏仁粳米粥

原料：杏仁5枚，粳米50克，冰糖适量。

制法：将粳米淘净，加水于锅中大火烧开，小火慢熬至粥将成时，加入去壳杏仁肉，冰糖，继续熬至粥成，食用即可。

用法：分2次空腹食用。

功效：止咳平喘。

适用：肺燥喘咳、心烦口渴。

梅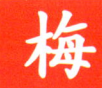

（《本经中品》）

【释名】时珍说：梅，古文作呆，象子在木上之形。梅乃杏类，故反杏为呆。书家讹为甘木。后作梅，从每，谐声也。

乌梅

【气味】酸，温、平，涩，无毒。

【主治】下气，除热烦满，安心，止肢体痛，偏枯不仁，死肌，去青黑痣，蚀恶肉（《本经》）。去痹，利筋脉，止下痢，好唾口干（《别录》）。敛肺涩肠，止久嗽泻痢，反胃噎

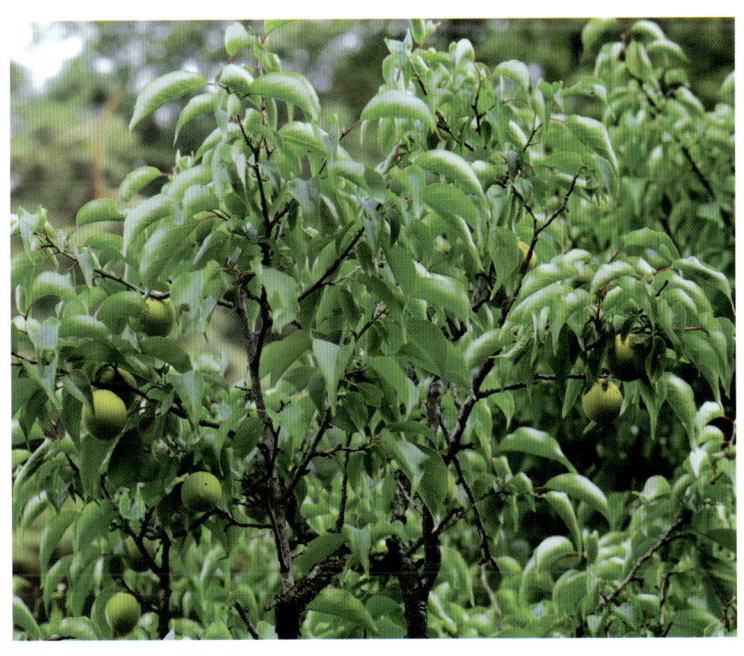

膈，蛔厥吐利，消肿涌痰，杀虫，解鱼毒、马汗毒、硫黄毒（时珍）。

白梅

【释名】 盐梅、霜梅。

【气味】 酸、咸，平，无毒。

【主治】 和药点痣，蚀恶肉（弘景）。治中风惊痫，喉痹痰厥僵仆，牙关紧闭者，取梅肉揩擦牙龈，涎出即开。又治泻痢烦渴，霍乱吐下，下血血崩，功同乌梅（时珍）。

【附方】

消渴烦闷：乌梅肉二两，微炒为末。每服二钱，水二盏，煎一盏，去滓，入豉二百粒，煎至半盏，温服。（《简要济众方》）

泄痢口渴：乌梅煎汤，日饮代茶。（《扶寿精方》）

产后痢渴：乌梅肉二十个，麦门冬十二分，每以一升，煮七合，细呷之。（《必效方》）

便痢脓血：乌梅一两去核，烧过为末。每服二钱，米饮下，立止。（《圣济总录》）

大便不通，**气奔欲死者**：乌梅十颗，汤浸去核，丸枣大。纳入下部，少时即通。（《食疗本草》）

霍乱吐利：盐梅煎汤，细细饮之。（《如宜方》）

水气满急：乌梅、大枣各三枚，水四升，煮二升，纳蜜和匀，含咽之。（《圣济总录》）

久咳不已：乌梅肉微炒，罂粟壳去筋膜蜜炒，等分为末。每服二钱，睡时蜜汤调下。

痰厥头痛，**如破者**：乌梅肉三十个，盐三撮，酒三升，煮一升，顿服取吐即愈。（《肘后方》）

折伤金疮：干梅烧存性敷之，一宿瘥。（《千金方》）

核仁

【气味】酸,平,无毒。

【主治】明目,益气,不饥(吴普)。治代指忽然肿痛,捣烂,和醋浸之(《肘后方》)。

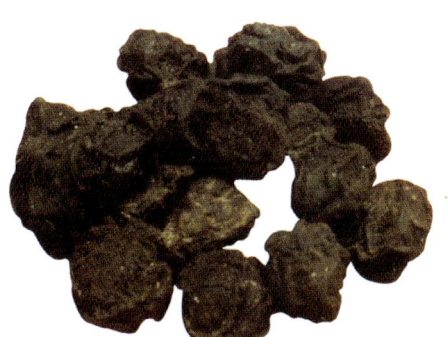

叶

【气味】酸,平,无毒。

【主治】休息痢及霍乱,煮浓汁饮之(大明)。

【附方】

下部虫:梅叶、桃叶一斛,杵烂蒸极热,纳小器中,隔布坐蒸之,虫尽死也。(《外台秘要》)

月水不止:梅叶焙,棕榈皮灰,各等分为末。每服二钱,酒调下。(《圣济总录》)

根

【主治】风痹。煎汤饮,治霍乱,止休息痢(大明)。

【别名】青梅、梅子、酸梅、梅实、杏梅、熏梅、合汉梅、干枝梅。

【来源】为蔷薇科乔木植物梅的果实。

【形态特征】高大乔木，高达30米，胸径达1.2米。树皮青灰色或淡绿色，多分枝。单叶互生；有叶柄，通常有腺体；嫩枝上叶柄基部有线形托叶2片，托叶边缘具不整齐细锐锯齿；叶片卵形至长圆状卵形，长4～9厘米，宽2.4～4厘米，先端长尾尖，基部阔楔形，边缘具细锐锯齿，沿脉背有黄褐色毛。花单生或2朵簇生，聚伞圆锥花序，花小、白色。果近球形，芳香，通常先叶开放，有短梗；苞片鳞片状，褐色。核果球形，直径约2～3厘米，一侧有浅槽，被毛，绿色，熟时黄色，核硬，有槽纹。花期1～2月，果期5月。

【性味归经】酸，平。归肝、脾、肺、肾、胃、大肠经。

【功效主治】敛肺止咳，涩肠止泻，止血，生津，安蛔。主治久咳，虚热烦渴，久疟，久泻，痢疾，便血，尿血，血崩，蛔厥腹痛，呕吐，钩虫病。

【用法用量】内服：煎汤，0.8～1.5钱；或入丸、散。外用：煅研干撒或调敷。

【使用禁忌】有实邪者忌服，胃酸过多者慎服。

【精选验方】①泻痢而口干渴者：乌梅30克，麦冬15克。加水煎汤，徐徐服用。②久咳不愈：乌梅、罂粟壳各等分。微炒研末，每次3～6克，沸水冲入蜂蜜送下或调服。③肠胃不和，呕吐腹泻：青梅250克，以白酒适量浸泡。每次10毫升。④蛔虫病：乌梅若干，去核捣烂，每服6～9克，每日2次。

【实用药膳】

乌梅粥

原料：乌梅20克，粳米100克，冰糖适量。

制法：将乌梅水煎2次，去渣合汁1大碗，同粳米共入锅中，加水煮粥，待熟时入冰糖稍煮即成。

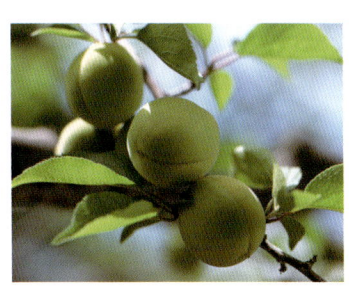

用法：早、晚餐温热服食。

功效：敛肺止咳，涩肠止泄，止血止痛。

适用：慢性久咳，久泻久痢，便血、尿血等。

乌梅萝卜汤

原料：乌梅3枚，新鲜萝卜250克，盐少许。

制法：将萝卜洗净，切片备用。先煎乌梅，去渣取汁半碗，再同萝卜片入锅中，加水适量煮汤，入盐调味即成。

用法：不拘时饮用。

功效：消积滞，化痰，下气宽中。

适用：饮食积滞引起的胸闷、烧心、腹胀、气逆等。

乌梅麦冬冰糖汤

原料：乌梅30克，麦冬15克，冰糖适量。

制法：乌梅、麦冬共入沙锅中，水煎2次，去渣合汁，加入冰糖稍炖即成。

用法：徐徐饮服。

功效：涩肠止痢，生津止渴，养阴生津，清热生津。

适用：对湿热型细菌痢疾尤为相宜。

桃 (《本经下品》)

【释名】时珍说：桃性早花，易植而子繁，故字从木、兆。十亿曰兆，言其多也。或云从兆谐声也。

实

【气味】辛、酸、甘，热，微毒。
【主治】作脯食，益颜色（大明）。肺之果，肺病宜食之（思邈）。

核仁

【气味】苦、甘，平，无毒。

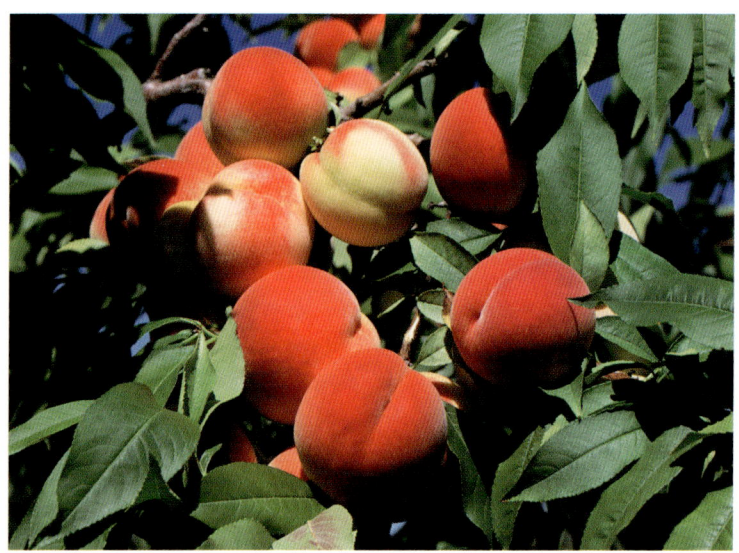

【主治】瘀血血闭，瘕邪气，杀小虫（《本经》）。止咳逆上气，消心下坚硬，除卒暴击血，通月水，止心腹痛（《别录》）。主血滞风痹骨蒸，肝疟寒热，鬼注疼痛，产后血病（时珍）。

【附方】

延年去风，令人光润：用桃仁五合去皮，用粳米饭浆同研，绞汁令尽，温温洗面极妙。（《千金翼》）

疟疾寒热：桃仁一百枚去皮尖，乳钵内研成膏，不得犯生水，入黄丹三钱，丸梧子大。每服三丸，当发日面北温酒吞下。五月五日午时合之，忌鸡、犬、妇人。（《唐慎微本草》）

上气咳嗽，胸满气喘：桃仁三两去皮尖，以水一大升研汁，和粳米二合煮粥食之。（《食医心镜》）

卒然心痛：桃仁七枚去皮尖研烂，水一合服之。（《肘后方》）

崩中漏下不止者：桃核烧存性研细，酒服方寸匕，日三。（《千金方》）

产后血闭：桃仁二十枚去皮尖，藕一块，水煎服之良。（《唐瑶经验方》）

风虫牙痛：针刺桃仁，灯上烧烟出吹灭，安痛齿上咬之。不过五六次愈。（《卫生家宝方》）

桃枭

【释名】桃奴（《别录》），桃景（《别录》），神桃。

【气味】苦，微温，有小毒。

【主治】杀精魅五毒不祥，疗中恶腹痛（《别录》）。主吐血诸药不效，烧存性，研末，米汤调服，有验（汪颖）。治小儿虚汗，妇人妊娠下血，破伏梁结气，止邪疟。烧烟熏痔疮。烧黑油调，敷小儿头上肥疮软疖（时珍）。

【附方】

鬼疟寒热：树上自干桃子二七枚为末，滴水丸梧子大，朱砂为衣。每服一丸，侵晨面东井华水下，良。（《圣济总录》）

妊娠下血不止：用桃枭烧存性研，水服取瘥。（《葛洪方》）

盗汗不止：树上干桃子一个，霜梅二个，葱根七个，灯心二茎，陈皮一钱，稻根、大麦芽各一撮，水二盅，煎服。（《经验方》）

白秃头疮：干桃一两，黑豆一合，为末，腊猪脂调搽。（《圣惠方》）

小儿头疮：树上干桃烧研，入腻粉，麻油调搽。（《圣惠方》）

花

【气味】 苦，平，无毒。

【主治】 杀疰恶鬼，令人好颜色（《本经》）。悦泽人面，除水气，破石淋，利大小便，下三虫（《别录》）。治心腹痛及秃疮（孟诜）。

【附方】

大便艰难：桃花为末，水服方寸匕，即通。（《千金方》）

产后秘塞，大小便不通：用桃花、葵子、滑石、槟榔等分，为末。每空心葱白汤服二钱，即利。（《集验方》）

心腹积痛：三月三日采桃花晒干杵末，以水服二钱匕，良。（《孟诜食疗本草》）

痰饮宿水：桃花散，收桃花阴干为末，温酒服一合，取利。觉虚，食少粥。不似转下药也。（《崔行功纂要方》）

腰脊作痛：三月三日取桃花一斗一升，井华水三斗，曲六升，米六斗，炊熟，如常酿酒。每服一升，日三服，神良。（《千金方》）

头上秃疮：三月三日收未开桃花阴干，与桑椹赤者等分作末，以猪脂和。先取灰汁洗去痂，即涂之。（《食疗》）

面上粉刺（子如米粉）：用桃花、丹砂各三两为末。每服一钱，空心井水下，日三服。十日知，二十日小便当出黑汁，面色莹白也。（《圣惠方》）

令面光华：三月三日收桃花，七月七日收鸡血，和涂面上。三二日后脱下，则光华颜色也。（《圣济总录》）

茎及白皮

【气味】苦，平，无毒。

【主治】除邪鬼中恶腹痛，去胃中热（《别录》）。治痓忤心腹痛，解蛊毒，辟疫疠，疗黄疸身目如金，杀诸疮虫（时珍）。

【附方】

喉痹塞痛：桃皮煮汁三升服。（《千金方》）

心虚健忘（令耳目聪明）：用戊子日，取东引桃枝二寸枕之。又方：五月五日日未出时，取东引桃枝刻作三寸木人，着衣领带中佩之。（《千金方》）

小儿湿癣：桃树青皮为末，和醋频敷之。（《子母秘录》）

牙痛颊肿：桃白皮、柳白皮、槐白皮等分，煎酒热漱。冷则吐之。（《圣惠方》）

小儿白秃：桃皮五两煎汁，入白面沐之，并服。（《圣惠方》）

本草纲目 果部妙用

【别名】肺果、桃实、桃子。

【来源】蔷薇科小乔木植物桃或山桃的成熟果实。

【形态特征】蔷薇科李属落叶小乔木。树高4～5米。一年生枝条红褐色。叶多呈披针形，叶缘有锯齿，叶柄长7～12毫米，基部常生蜜腺。花型有蔷薇型和铃型两种。核果除蟠桃外，多为圆形或长圆形，果面除油桃外，均布有茸毛。果肉白、黄色或夹红晕，少数呈红色；肉质柔软、脆硬或密韧；种子1枚，扁卵状或心形。

【性味归经】甘，酸，平。归心、肝、肾、大肠经。

【功效主治】益胃生津，润肠燥。主治虚劳喘咳，经闭，痛经，跌扑损伤，肠燥便秘，疝气疼痛，遗精，自汗，盗汗等。

【用法用量】生食，蒸食，煮食。

【使用禁忌】不宜食不成熟的桃子，否则宜腹胀或生疮；忌食烂桃。桃子忌与甲鱼同食。

【精选验方】①虚汗、盗汗：碧桃干（未成熟的桃干果）10～15克，将上味加适量水煎汤，用白糖调味，每晚1次，连服1～3剂。②遗精：碧桃干（未成熟的桃干果）、大枣各30克，将上味炒至外表裂开，如变焦，立即加水，与大枣共煎。每晚睡前1次。③膀胱炎：桃仁8克，滑石25克，共研细末，开水送服。④大便秘结：桃仁9克，郁李仁、火麻仁各15克，水煎服，每日1剂。⑤淋巴腺炎：桃叶适量，黄酒少许，将桃叶捣烂，加黄酒炖热，敷于患处。⑥哮喘：桃仁、杏仁、白胡椒各6克，生糯米10粒，将上4味共研为细末，用鸡蛋清调匀，外敷双脚心和双手。⑦黄疸不退：桃根100克，将桃根切细，然后放入锅内，水煎服。⑧冠心病：

鲜桃、杏仁各2个，黑芝麻20克，大枣5，将上4味洗净即可，1次食用，每日1～2次。⑨高血压头痛：桃仁、决明子各10～12克，水煎服。

【实用药膳】

桃仁粥

原料：桃仁25克，粳米100克，清水适量。

制法：将桃仁去皮尖后打碎，放入沙锅内，加入清水适量，投入淘洗干净的粳米煮至成粥。

用法：每日1剂，分2次食完，连食5日。

功效：补中益气，活血化瘀。

适用：因心血瘀阻所致心悸、胸闷、心痛阵发、怔忡者。

桃仁牛血汤

原料：桃仁10～12克，新鲜牛血（已凝固切成块状者）约200克。

制法：加清水适量煮汤，用盐少许调味。

用法：饮汤食牛血。

功效：破瘀行血，理血通经。

适用：妇女经闭、血燥便秘等症。

桃仁益母黑豆汤

原料：桃仁10克，益母草50克，黑豆60克，红糖适量。

制法：将上几味水煎服。

用法：每日1剂，分2次服。

功效：破血行瘀，祛风利水。

适用：外伤所致的阴茎瘀血、胀痛、阳强不倒等。

栗 （《本经上品》）

【释名】 时珍说：栗，说文作,从，象花实下垂之状也。梵书名笃迦。

实

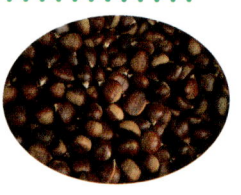

【气味】 咸，温，无毒。

【主治】 益气，厚肠胃，补肾气，令人耐饥（《别录》）。生食，治腰脚不遂（思邈）。疗筋骨断碎，肿痛瘀血，生嚼涂之，有效（苏恭）。

栗楔

【主治】 筋骨风痛。活血尤效。

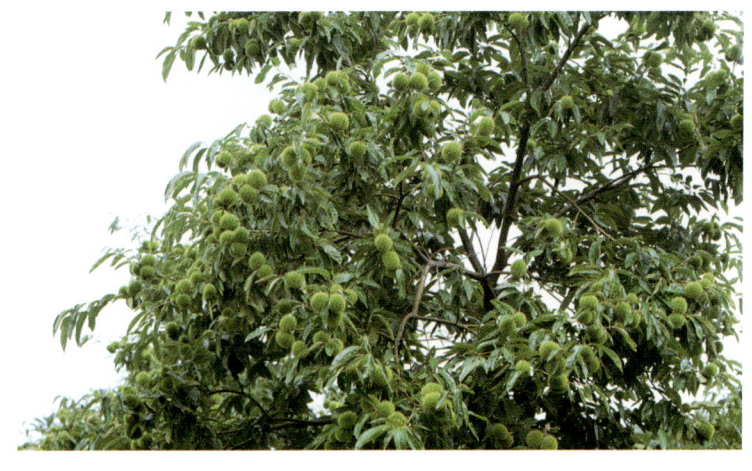

【附方】

小儿疳疮：生嚼栗子敷之。(《外台》)

马咬成疮：独颗栗子烧研敷之。(《医说》)

小儿口疮：大栗煮熟，日日与食之，甚效。(《普济方》)

衄血不止：宣州大栗七枚刺破，连皮烧存性，出火毒，入麝香少许研匀。每服二钱，温水下。(《圣济总录》)

金刃斧伤：用独壳大栗研敷，或仓卒嚼敷亦可。(《集简方》)

栗荴

【气味】甘、平，涩，无毒。

【主治】捣散，和蜜涂面，令光急去皱文(苏恭)。

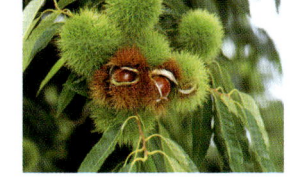

【附方】

骨鲠在咽：用栗子肉上皮半两为末，鲇鱼肝一个，乳香二钱半，同捣，丸梧子大。看鲠远近，以线系绵裹一丸，水润吞之，提线钓出也。(《圣济总录》)

栗壳

【主治】反胃消渴，煮汁饮之(孟诜)。煮汁饮，止泻血(大明)。

【附方】

鼻衄不止，累医不效：栗壳烧存性，研末，粥饮服二钱。(《圣惠方》)

【别名】 板栗、栗子、大栗、毛栗壳。

【来源】 为壳斗科乔本植物栗的种子。

【形态特征】 落叶乔木，高15～20米。树皮深灰色；小枝有短毛或散生长绒毛；无顶芽。叶互生，排成2列，卵状椭圆形至长椭圆状披针形，长8～18厘米，宽4～7厘米，先端渐尖，基部圆形或宽楔形，边缘有锯齿，齿端芒状，下面有灰白色星状短绒毛或长单毛，侧脉10～18对，中脉有毛；叶柄长1～1.5厘米，有毛；托叶早落。花单性，雌雄同株；雄花序穗状，直立，长15～20厘米，雄花萼6裂，雄蕊10～12；雌花集生于枝条上部的雄花序基部，2～3朵生于一有刺的总苞内，雌花萼6裂，子房下位，6室，每室1～2胚珠，仅1枚发育，柱头顶生，点状。壳斗球形，直径3～5厘米，内藏坚果2～3个，成熟时裂为4瓣；坚果半球形或扁球形，暗褐色，直径2～3厘米。花期5月，果期8～10月。

【性味归经】 甘，温。归脾、胃、肾经。

【功效主治】 补肾壮腰，健脾。主治反胃不食，泄泻痢疾，吐血，衄血，便血，筋伤骨折瘀肿、疼痛，瘰疬肿毒等。

【用法用量】 去壳后可生食、炒食、煮食或研末食。

【使用禁忌】 消化不良、湿热内蕴、颜面水肿和风湿疼痛者均忌服。

【精选验方】 ①肾虚腰膝无力：栗楔风干，每日空心食七枚，再食猪肾粥。②赤白痢疾：板栗、马齿苋、枣儿红各10克，水煎服。③气管炎：板栗肉250克。煮瘦肉服。④筋骨肿痛：板栗适量，捣烂敷患处。⑤小儿疳疮：捣栗子涂之。⑥月家病：板栗花10克，水煎服。

本草纲目 果部妙用

【实用药膳】

栗子桂圆粥

原料：栗子10个（去壳用肉），桂圆肉15克，粳米50克，少许白糖。

制法：先将栗子切成小碎块，与粳米同煮像常法一样做粥，在熟粥内放入桂圆肉，食时加入少许白糖即可。

用法：早餐食用。

功效：补心肾，益腰膝。

适用：因心肾精血不足而引起的心悸、失眠、腰膝酸软等。

栗子粥

原料：栗子20个，大米、小米各100克。

制法：将大米、小米混合淘洗干净，放入锅内，加入适量清水。将栗子去皮，放入锅内，用慢火煮熟、煮烂，食用即可。

用法：温热食用。

功效：补肾气，益腰脚。

适用：肾虚、腰脚痿软等。

栗子红枣粥

原料：栗子（粉）200克，红枣12枚，桂圆肉10克，（白）蜂蜜20克。

制法：红枣去核，与桂圆肉加水共煮30分钟，入栗子粉再煮10分钟，加蜂蜜即可食用。

用法：每日1次，连服10～15日。

功效：养颜，润肤，乌发。

适用：血虚皮肤粗糙者。

栗子炒香菇

原料：香菇100克，油50克，糖15克，酱油、香油各5克，盐

本草纲目 果部妙用

3克，汤100克，栗子罐头1个。

制法：将香菇用冷水浸泡2小时后，摘去杂质及根，备用。将锅内油烧热后，放入糖、酱油、汤，煮10分钟，淋上香油，加上糖栗子，翻炒匀后即可出锅。

用法：佐餐食用。

功效：补气强身，健胃消食。

适用：身体羸瘦者。

栗子糕

原料：栗子200克，糯米粉500克，白糖50克，瓜子仁、松仁各10克。

制法：将栗子去壳，用水煮极烂，加糯米粉和白糖，揉匀，入热屉中旺火蒸熟，出屉时撒上瓜子仁、松仁即可。

用法：任意食用。

功效：健脾益气，强筋健骨。

适用：年老体弱、腰膝酸软、不欲纳食等。

栗子烧白菜

原料：生栗子300克，大白菜500克，白糖、湿淀粉、花生油各适量。

制法：栗子煮至半熟，捞出，剥去外壳，对半切开；大白菜洗净，切长条块；锅内放入花生油烧热，下栗子略炸后，捞出沥油；锅内留少许底油烧热，下白菜略炸，放入栗子，加清水、酱油、盐、白糖用旺火烧沸，再改用小火烧至熟透，用湿淀粉勾芡，起锅装盘即成。

用法：佐餐食用。

功效：补脾，益肾，止血。

适用：脾胃虚弱、食少便血、体倦乏力、肾虚腰膝无力、大便带血及坏血病等。

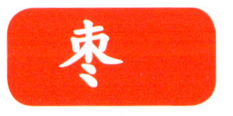 （《本经上品》）

【释名】时珍说：按陆佃埤雅云，大曰枣，小曰棘。棘，酸枣也。

大枣

【释名】干枣（《别录》），美枣（《别录》），良枣（《别录》）。

【气味】甘，平，无毒。

【主治】心腹邪气，安中，养脾气，平胃气，通九窍，助十二经，补少气、少津液、身中不足，大惊四肢重，和百药。久服轻身延年（《本经》）。小儿患秋痢，与蛀枣食之良（孟诜）。

【附方】

调和胃气：以干枣去核，缓火逼燥为末。视量多少入少

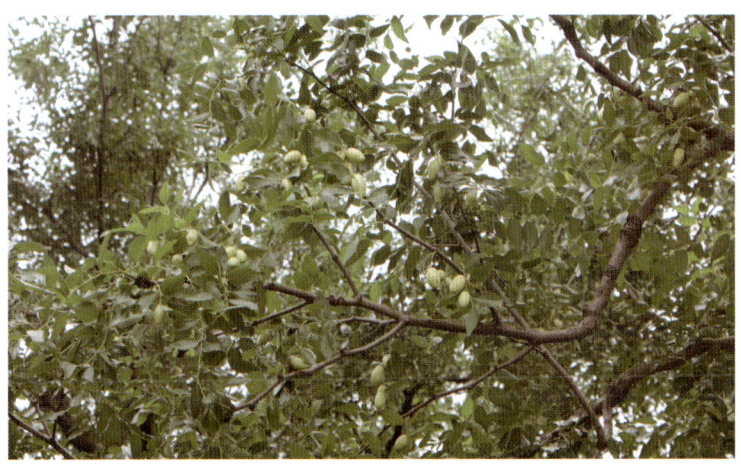

许生姜末，白汤点服。调和胃气，效果甚良。（《衍义》）

反胃吐食：大枣一枚去核，用斑蝥一枚去头翅，入在内，煨熟去蝥，空心食之，白汤下良。

妊娠腹痛：大红枣十四枚，烧焦为末，以小便服之。（《梅师方》）

大便燥塞：大枣一枚去核，入轻粉半钱缚定，煨熟食之，仍以枣汤送下。（《直指方》）

烦闷不眠：大枣十四枚，葱白七茎，水三升，煮一升，顿服。（《千金方》）

痔疮疼痛：大肥枣一枚剥去皮，取水银掌中，以唾研令极熟，敷枣瓤上，纳入下部良。（《外台秘要》）

下部虫痒：蒸大枣取膏，以水银和捻，长三寸，以绵裹，夜纳下部中，明日虫皆出也。（《肘后方》）

卒急心痛：一个乌梅二个枣，七枚杏仁一处捣。男酒女醋送下之，不害心痛直到老。（《海上方诀》）

叶

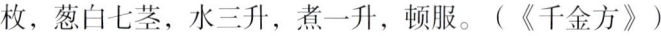

【气味】甘，温，微毒。

【主治】覆麻黄，能令出汗（《本经》）。和葛粉，揩热痱疮，良（《别录》）。治小儿壮热，煎汤浴之（大明）。

【附方】

小儿伤寒，五日已后热不退：用枣叶半握，麻黄半两，葱白、豆豉各一合，童子小便二盏，煎一盏，分二服，取汗。（《圣济总录》）

反胃呕哕：干枣叶一两，藿香半两，丁香二钱半，每服二钱，姜二片，水一盏前服。（《圣惠方》）

【别名】 红枣、干枣、枣子、小枣、美枣。

【来源】 为鼠李科植物枣的干燥成熟果实。

【形态特征】 落叶灌木或小乔木，高可达10米。枝平滑无毛，具成对的针刺，直伸或钩曲，幼枝纤弱而簇生，颇似羽状复叶。成"之"字形曲折。单叶互生，卵圆形至卵状披针形，少有卵形，长2~6厘米，先端短尖而钝，基部歪斜，边缘具细锯齿，3主脉自基部发出，侧脉明显。花小形，成短聚伞花序，丛生于叶腋，黄绿色；萼5裂，上部呈花瓣状，下部连成筒状，绿色；花瓣5；雄蕊5，与花瓣对生；子房2室，花柱突出于花盘中央，先端2裂，核果卵形至长圆形，长1.5~5厘米，熟时深红色，果肉味甜，核两端锐尖。花期4~5月，果期7~9月。

【性味归经】 甘，温。归脾、胃经。

【功效主治】 补中益气，养血安神，缓和药性。主治脾胃虚弱，食少便溏，血虚痿黄，妇女脏躁等。

【用法用量】 内服：煎汤，3~12枚，或10~30克；亦可生食。

【使用禁忌】 凡有湿痰、积滞、齿病、虫病者、均不宜食。

本草纲目 果部妙用

【精选验方】 ①腹泻：大枣10枚，薏苡仁20克，干姜3片，山药、糯米各30克，红糖15克，共煮粥服食。②贫血：大枣、绿豆各50克，同煮，加红糖适量服用，每日1次。③神经衰弱：大枣10枚，枸杞15克，水煎半小时，再将鸡蛋两只打入同煎，至熟食用，每日2次。④失眠：大枣20枚，葱白7根，煎汤，睡前服。

【实用药膳】

红枣虫草蒸鹌鹑汤

原料：红枣10枚，冬虫夏草5克，鹌鹑1只，绍酒、盐、葱、姜、鸡汤各适量。

制法：把冬虫夏草用酒浸泡30分钟，红枣去核；鹌鹑宰杀后，去毛、内脏及爪；姜拍松，葱切段。将冬虫夏草、鹌鹑、红枣、姜、葱同放沙锅内，加入盐、鸡汤。把沙锅置武火、大汽蒸笼内，蒸50分钟即成。

用法：每日1次，每次食鹌鹑、喝汤、吃冬虫夏草和红枣适量。

功效：补虚损，益气血。

适用：气血不足、阳气偏虚的心脏疾病患者。

红枣茶

原料：红枣5~8枚。

制法：将红枣洗干净，用刀划破，放入茶杯中，开水冲泡。

用法：代茶频饮。

功效：益气健脾，补血，安神。

适用：血亏虚所致的形体消瘦、不欲饮食、腹胀便溏、心悸不宁、虚烦失眠、贫血、营养不良、血小板减少、神经衰弱、气血亏损者。

红枣归参鸡

原料：红枣10枚，当归9克，党参15克，子鸡1只，绍酒、姜、葱、盐各适量。

制法：先把当归洗净，党参洗净后切片；子鸡宰杀后，去毛、内脏及爪；姜拍松，葱切段，红枣去核。再把子鸡放在炖锅内，加入党参、当归、绍酒、姜、葱、盐、红枣，再加入水2 000毫升。最后，把炖锅置武火上烧沸，再用文火炖煮50分钟即成。

用法：每日1次，每次吃鸡肉50克，喝汤。佐餐食用。

功效：补中益气，活血通络。

适用：气血两虚型之冠心病患者。

红枣莲子燕窝羹

原料：红枣5枚，燕窝10克，莲子15克，冰糖20克。

制法：先把燕窝用温水发透，用镊子夹去燕毛及杂质；红枣去核，莲子洗净去心；冰糖打碎。把莲子、红枣、燕窝、冰糖同放蒸杯内，加入清水200毫升，蒸1小时即成。

用法：每日1次，每次1杯。

功效：滋阴健脾，补气补血。

适用：气血两虚型之心脏疾病患者。

红枣炖兔肉

原料：红枣20枚，兔肉200克。

制法：选色红、肉质厚实的大红枣，洗净备用。将兔肉洗净，切块，与红枣一起放沙锅内，隔水炖熟，即可服用；亦可调味服用。

用法：每日1次，每次吃兔肉100克。

功效：健脾益气，补血壮体。

适用：脾虚气弱、病后体虚、过敏性紫癜等。

本草纲目 果部妙用

梨 （《别录下品》）

【释名】 快果，果宗，玉乳，蜜父。

实

【气味】 甘、微酸，寒，无毒。多食令人寒中萎困。

【主治】 热嗽，止渴。切片贴汤火伤，止痛不烂（苏恭）。治客热，中风不语，治伤寒热发，解丹石热气、惊邪，利大小便（《开宝》）。润肺凉心，消痰降火，解疮毒、消毒（时珍）。

【附方】

消渴饮水：用香水梨、鹅梨、江南雪梨皆可，取汁以蜜汤熬成瓶收。无时以热水或冷水调服，愈乃止。（《普济方》）

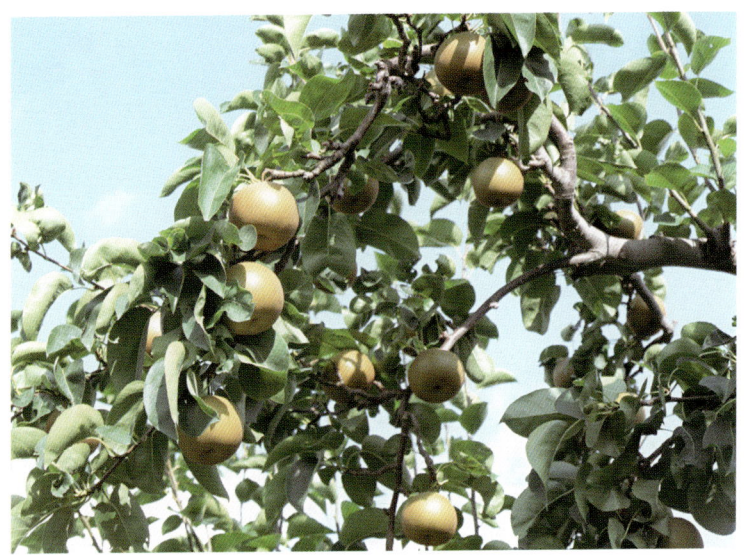

卒得咳嗽：用好梨去核，捣汁一碗，入椒四十粒，煎一沸去滓，纳黑饧一大两，消讫，细细含咽立定。（《崔元亮海上方》）

痰喘气急：梨剜空，纳小黑豆令满，留盖合住系定，糠火煨熟，捣作饼。每日食之，至效。（《摘玄方》）

暗风失音：生梨捣汁一盏饮之，日再服。（《食疗本草》）

赤眼肿痛：鹅梨一枚捣汁，黄连末半两，腻粉一字，和匀绵裹浸梨汁中，日日点之。（《圣惠方》）

叶

【主治】霍乱，吐利不止，煮汁服。作煎，治风（苏恭）。治小儿寒疝（苏颂）。捣汁服，解中菌毒（吴瑞）。

【附方】

小儿寒疝（腹痛大汗出）：用梨叶浓煎七合，分作数服，饮之大良。此徐王经验方也。（《图经本草》）

中水毒病（初起头痛恶寒，拘急心烦）：用梨叶一把捣乱，以酒一盏搅饮。（《箧中方》）

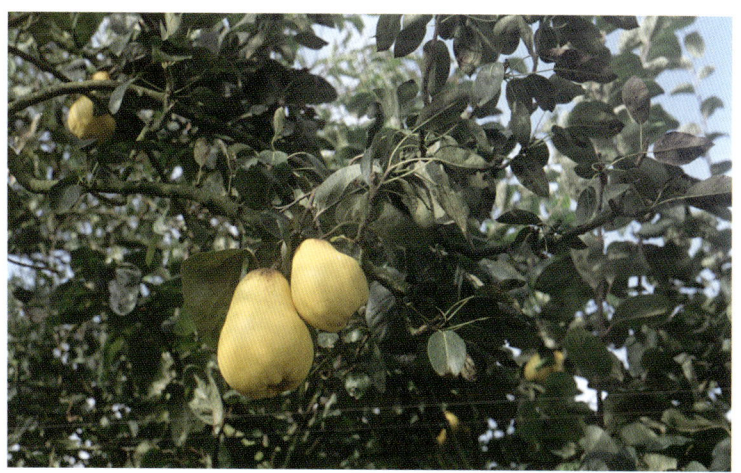

【别名】果宗、快果、玉乳、蜜父。

【来源】为蔷薇科植物白梨、沙梨、秋子梨等的果实。

【形态特征】乔木，高达5～8米。树冠开展；小枝粗壮，幼时有柔毛；二年生的枝紫褐色，具稀疏皮孔。叶柄长2.5～7厘米；托叶膜质，边缘具腺齿；叶片卵形或椭圆形，长5～11厘米，宽3.5～6厘米，先端渐尖或急尖，基部宽楔形，边缘有带刺芒尖锐齿，微向内合拢，初时两面有绒毛，老叶无毛。伞形总状花序，有花7～10朵，直径4～7厘米，总花梗和花梗幼时有绒毛，花梗长1.5～3厘米；花瓣卵形，长1.2～1.4厘米，宽1～1.2厘米，先端呈啮齿状，基部具短爪；雄蕊20；长约花瓣的一半；花柱5或4，离生，无毛。果实卵形或近球形，微扁，褐色。花期4月，果期8～9月。

【性味归经】甘、微酸，凉。归肺、胃经。

【功效主治】清热生津，润燥化痰。主治热病伤津烦渴，消渴症，热咳，痰热惊狂，噎膈，口渴失音，眼赤肿痛，消化不良等。

【用法用量】生食，绞汁饮，蒸或煨食，煎汤，熬膏。

【使用禁忌】过则伤脾胃，助阴湿，脾胃虚寒，便溏腹泻和咳嗽无热者不宜。

【精选验方】①风热咳嗽：梨1个，葱白（连须）7条，白糖10克，水煎服。②慢性气管炎，干咳少痰，口干舌红，便秘：生梨1个，蜂蜜或冰精放入梨内，蒸熟吃梨喝汤，每日1次，5日为1个疗程。或梨挖心削皮，放入北杏仁10克，冰糖30克蒸熟吃。③肺热、咽疼、失音：雪梨捣汁徐徐含咽，每日3～4次。④肠炎：鲜秋子梨60克捣烂，加水煎服，每日3次。

⑤百日咳：梨挖心装麻黄1克或川贝3克，桔仁6克，盖好蒸熟吃。⑥肺结核咯血、干咳无痰：川贝10克，梨2个削皮挖心切块，加猪肺煮汤，冰糖调味。⑦小儿风热咳嗽、食欲不振：鸭梨水煎取汁，加入大米煮粥服。⑧咽炎、红肿热痛、吞咽困难：沙梨用米醋浸渍，捣烂，榨汁，慢慢咽服，早晚各1次。⑨黄疸：雪梨切片浸醋中，每日食1个。

【实用药膳】

山楂雪梨羹

原料：山楂500克，雪梨、藕、白糖各适量。

制法：首先把洗净的山楂去籽，放入锅中，加适量水，置于火上煮15分钟，用勺将其压成糊浆，然后加入白糖溶化后倒入碗中，分别把雪梨与藕洗净，然后切成薄片，放入碗中食用即可。

用法：当点心食用。

功效：清热平肝，消食和胃，降压降脂。

适用：热邪伤阴、津液亏少、胸中积热、食积不化、高血压病，脑动脉硬化等。

麻黄蒸梨

原料：麻黄3～5克，大梨1只。

制法：先把麻黄捣为粗末，将生梨洗净后，剖开，挖去梨核；把麻黄放入梨心内，再将梨子合严，插上小竹签，然后放入碗内，隔水蒸熟后即可。

用法：去掉麻黄后吃梨服汁，连用3～5日。

功效：止咳。

适用：小儿百日咳的初期和痉咳期。也可用于小儿支气管炎咳嗽。

本草纲目 果部妙用

梨汁粥

原料：梨3～5个，粳米50克，冰糖适量。

制法：将菜洗净，连皮切碎，捣取其汁，去渣，与粳米、冰糖一起同放入沙锅内，加水400毫升，煮成稀粥，稍温服食。

用法：1日内分2～3次食完。

功效：生津润燥，清热止咳，调养脾胃。

适用：小儿疳热厌食、热病伤津烦渴、风热咳嗽等。

鲜梨粥

原料：鸭梨（或红肖梨）3个，粳米50克。

制法：先将梨切开去核，切成小块或捣滤取汁均可。用水煮米粥如常法，八成熟后加梨块；或用梨汁待粥熟后加入调匀即可。

用法：每日1～2次，趁温热时服。

功效：清心润肺，降火止渴。

适用：肺胃虚热的咳嗽气促、喉干音哑、烦躁不宁、食少，便燥等。

鸭梨薏苡仁粥

原料：鸭梨500克，薏苡仁100克，冰糖50克。

制法：将薏苡仁洗净，加水浸泡后捞起沥干。梨去皮、核，切成黄豆大的块。将薏苡仁、鸭梨块和冰糖一同中，加水1000毫升，熬煮至熟即成。

用法：早餐食用。

功效：清热除烦，清心润肺，生津解渴，止咳化痰。

适用：长期咳嗽者。

木瓜

（《别录中品》）

【释名】楙。

实

【气味】酸，温，无毒。

【主治】湿痹脚气，霍乱大吐下，转筋不止（《别录》）。治脚气冲心，取嫩者一颗，去子煎服佳。强筋骨，下冷气，止呕逆，心膈痰唾，消食，止水利后渴不止，作饮服之（藏器）。

【附方】

脚气肿急：用木瓜切片，囊盛踏之。（《名医别录》）

脚筋挛痛：用木瓜数枚，以酒、水各半，煮烂捣膏，乘热贴于痛处，以帛裹之。冷即换，日三五度。（《食疗本草》）

脐下绞痛：木瓜三片，桑叶七片，大枣三枚，水三升，煮半升，顿服即愈。（《食疗本草》）

小儿洞痢：木瓜捣汁服之。（《千金方》）

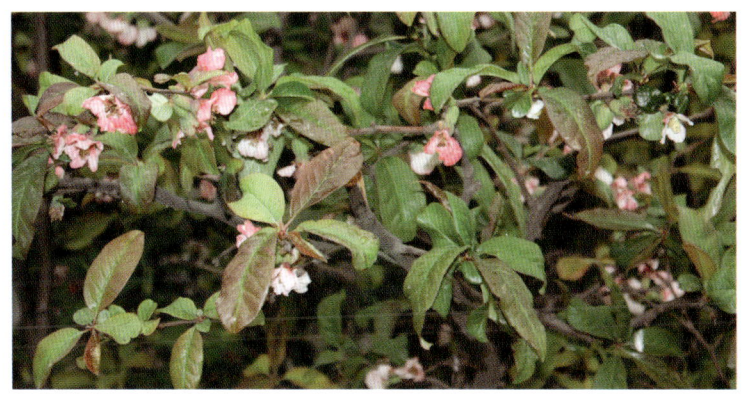

霍乱转筋：木瓜一两，酒一升，煎服。不饮酒者，煎汤服。仍煎汤浸青皮裹其足。(《圣惠方》)

霍乱腹痛：木瓜五钱，桑叶三片，枣肉一枚，水煎服。(《圣惠方》)

反花痔疮：木瓜为末，以鳝鱼身上涎调，贴之，以纸护住。(《医林集要》)

枝、叶、皮、根

【气味】酸，涩，温，无毒。

【主治】煮汁饮，并止霍乱吐下转筋，疗脚气(《别录》)。枝作杖，利筋脉。根、叶煮汤淋足，可以已蹶。木材作桶濯足，甚益人(苏颂)。枝、叶煮汁饮，治热痢(《千金》)。

【别名】铁脚梨、秋木瓜、皱皮木瓜、贴梗海棠。

【来源】本品为蔷薇科植物贴梗海棠的干燥近成熟果实。

【形态特征】落叶灌木，高达2米，小枝无毛，有刺。叶片卵形至椭圆形，边缘有尖锐重锯齿；托叶大，肾形或半圆形，有重锯齿。花3～5朵簇生于两年生枝上，先叶开放，绯红色稀淡红色或白色；萼筒钟状，基部合生，无毛。梨果球形或长圆形，木质，黄色或带黄绿色，干后果皮皱缩。

【性味归经】酸，温。归肝、脾经。

【功效主治】舒筋活络，化湿和胃。主治湿痹拘挛，腰膝关节酸重疼痛，吐泻转筋，脚气水肿。

【用法用量】蒸用，多用于舒筋除痹；炒用，多用于吐泻。内服：煎汤，5～10克。

【使用禁忌】多食损齿；伤食积滞、吐泻者慎服。

本草纲目 果部妙用

【精选验方】 ①消化不良：木瓜10克，麦谷芽各15克，木香3克，水煎服。②产后体虚、乳汁不足：鲜木瓜250克，切块，猪蹄500克，加水适量，炖熟，再将鲜番木瓜放入汤中，炖至烂熟，食用即可。③干脚气：干木瓜一个，明矾50克，煎水，乘热熏洗。④荨麻疹：木瓜18克，水煎，分2次服，每日1剂。⑤银屑病：木瓜片100克，蜂蜜300毫升，生姜2克，加水适量共煮沸，改文火再煮10分钟，吃瓜喝汤。⑥小腿抽筋、脚气水肿：木瓜30克，粳米100克，放入水中，熬至米烂粥熟，加红糖适量，稍煮溶化即食，每日早、晚服用，连服数日。

【实用药膳】

木瓜粥

原料：鲜木瓜1个（或干木瓜片20克），粳米50克，少许砂糖，清水适量。

制法：将鲜木瓜剖切成4瓣（或干木瓜片），加水煎汁后去渣，加入粳米、砂糖，再兑入清水，一同煮成稀粥。

用法：早餐食用。

功效：舒筋活络，和胃化湿。

适用：风湿性关节炎。

木瓜鲫鱼汤

原料：鲜活鲫鱼1尾（约350克），半熟番木瓜500克，去皮生姜4片，漏芦30克。

制法：将鲜活鲫鱼去鳞、内脏、鳃，下油锅略煎至微黄；半熟番木瓜去皮后切块。前二者与生姜、漏芦同入锅，加清水适量，武火煮沸后改文火煲1～2小时，调味食。

用法：佐餐食用。

本草纲目 果部妙用

功效：补气生血，催乳发奶。

适用：气血不足型产后乳汁减少，症见面色萎黄、饮食减少、形瘦虚羸、气短懒言、乳汁缺少或清稀。

木瓜猪手汤

原料：半熟鲜木瓜250克，猪手1只。

制法：将木瓜削去果皮，切成2厘米见方的果丁，猪手洗净，剁成小块；二者同放入瓦罐中，加清水适量，盐少许；以小火慢炖40分钟，调入味精即成。

用法：每日1次，连服3日。

功效：理气通乳。

适用：产后乳汁稀少。

生姜米醋炖木瓜

原料：木瓜500克，生姜50克，米醋500毫升。

制法：将上几味同置瓦锅内，文火炖熟。

用法：每日2次。

功效：益气养血，解郁通乳，解毒。

适用：产后缺乳、病后体弱、急慢性胃炎、食鱼虾过敏等。

木瓜鱼尾汤

原料：木瓜750克，鲩鱼尾600克，调料适量。

制法：木瓜去核、去皮后切块。起油锅，放入姜片，煎香鲩鱼尾。木瓜放入煲内，加适量水煲滚后，再加2碗开水倒入锅内，与已煎香的鱼尾同煮片刻，再将鱼尾连汤倒回煲内，用文火煲1小时，下盐调味，即可。

用法：佐餐食用。

功效：通乳健胃。

适用：产后妇女饮用。

山楂 (《唐本草》)

【释名】棠子(《图经》),棠赤爪子(《唐本》),鼠楂(《唐本》),茅楂(《日用》),山里果(《食鉴》)。

实

【气味】酸,冷,无毒。

【主治】煮汁服,止水痢。沐头洗身,治疮痒(《唐本》)。化饮食,消肉积癥,痰饮痞满吞酸,滞血痛胀(时珍)。

【附方】

偏坠疝气:山棠肉、茴香(炒)各一两为末,糊丸梧子大。每服一百九,空心白汤下。(《卫生易简方》)

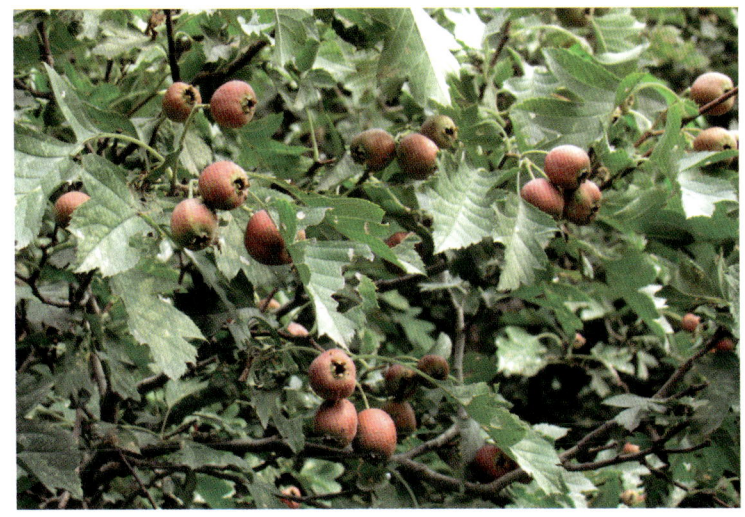

本草纲目 果部妙用

老人腰痛及腿痛：用棠子、鹿茸（炙）等分为末，蜜丸梧子大。每服百丸，日二服。

肠风下血（用寒药、热药及脾弱具不效者）：独用山里果干者为末，艾汤调下，应手即愈。（《百一选方》）

痘疹不快：干山楂为末，汤点服之，立出红活。又法：猴楂五个，酒煎入水，温服即出。（《危氏得效方》）

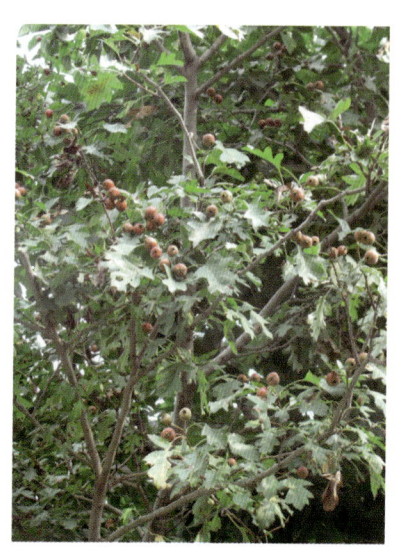

痘疮干黑危困者：用棠子为末，紫草煎酒调服一钱。（《全幼心鉴》）

食肉不消：山楂肉四两，水煮食之，并饮其汁。（《简便方》）

核

【主治】吞之，化食磨积，治疝（时珍）。

【附方】

难产：山楂核七七粒，百草霜为衣，酒吞下。（《海上方》）

赤瓜木

【气味】苦，寒，无毒。

【主治】水痢，头风身痒（《唐本》）。

根

【主治】消积,治反胃(时珍)。

茎、叶

【主治】煮汁,洗漆疮(《肘后》)。

【别名】酸枣、赤瓜实、棠梨子、山里红果。

【来源】本品为蔷薇科植物山里红或山楂的干燥成熟果实。

【形态特征】落叶小乔木。枝密生,有细刺,幼枝有柔毛。小枝紫褐色,老枝灰褐色。叶片三角状卵形至棱状卵形,长2~6厘米,宽0.8~2.5厘米,基部截形或宽楔形,两侧各有3~5羽状深裂片,基部1对裂片分裂较深,边缘有不规则锐锯齿。复伞房花序,花序梗、花柄都有长柔毛;花白色,有独特气味。直径约1.5厘米;萼筒外有长柔毛,萼片内外两面无毛或内面顶端有毛。梨果深红色,近球形。花期5~6月,果期9~10月。果实较小,类球形,直径0.8~1.4厘米,有的压成饼状。表面棕色至棕红色,并有细密皱纹,顶端凹陷,有花萼残迹,基部有果梗或已脱落。

【性味归经】酸、甘,微温。归脾、胃、肝经。

【功效主治】消食化积,行气散瘀。主治肉食积滞,胃脘胀满,泻痢腹痛,瘀血经闭,产后瘀阻,心腹刺痛,疝气疼痛;高脂血症。焦山楂消食导滞作用增强。主治肉食积滞,泻痢不爽。

【用法用量】煎服,10~15克,大剂量可用至30克。生山楂、炒山楂多用于消食散瘀,焦山楂、山楂炭多用于止泻、止痢。

【使用禁忌】脾胃虚弱者慎服。

【精选验方】①消化不良：焦山楂10克，研末加适量红糖，开水冲服，每日3次。②痢疾初起：山楂30克，红、白蔗糖各15克，水煎冲细茶5克饮服。③产后腹痛：山楂30克，香附15克，浓煎顿服，每日2次。④闭经：山楂60克，鸡内金、红花各10克，红糖30克，水煎服，每日1剂。⑤腹泻：山楂炒焦研细末，白糖水送服，每次10克，每日3次。⑥食肉不消：山楂200克，水煎食肉和汁。⑦伤食腹痛、泄泻：焦山楂9克，研末，加红糖水调。⑧小儿脾虚久泻：鲜山楂、淮山药各等量，加白糖调匀蒸服。⑨消化不良：生山楂、炒麦芽各10克，水煎服，每日2次。

【实用药膳】

山楂粥

原料：山楂40克（或鲜山楂60克），粳米100克，砂糖10克。

制法：将山楂放入沙锅，煎取浓汁，去渣后加入粳米、砂糖一起煮粥。

用法：早餐食用。

功效：健脾胃，消食积，散瘀血。

适用：食积停滞、内积不消、腹痛、便秘，妇女产后血瘀，恶露不尽、月经后期、痛经，小儿乳食不消以及高血压、冠状动脉粥样硬化性心脏病、心绞痛、高脂血等。

山楂香菇粥

原料：山楂15克，香菇10克，粳米50克，砂糖适量。

制法：将山楂、香菇加温水浸泡，水煎去渣，取浓汁，再加水适量与粳米、砂糖适量煮成粥。

用法：早、晚餐食用。

功效：健脾消食，活血化瘀，降脂。

适用：脾胃虚弱或脾胃虚弱兼血瘀型脂肪肝。

山楂炖兔肉

原料：净兔肉500克，山楂40克，糖色5克，料酒10克，姜、葱、盐、味精各适量。

制法：首先把洗净的兔肉切成块，然后放入沙锅内和山楂同煮至烂，再放入盐、料酒、葱、姜、味精、糖色烧至汁浓，盛于盘中食用即可。

用法：佐餐食用。

功效：补益气血，开胃消食。

适用：老年体弱或久病恢复期食用，对老年人心脑血管疾病有一定疗效。

山楂荸荠粥

原料：山楂50克，荸荠60克，大米100克，白糖适量。

制法：山楂去核，切成小块；荸荠去皮，切成小块。锅下大米煮粥，待六成熟时加进山楂、荸荠煮至粥熟，调入白糖即成。

用法：每日早晚服食，30日为1个疗程。

功效：清热凉肝，生津止渴，降脂降压。

适用：高脂血症、高血压。

山楂荷叶茶

原料：山楂15克，荷叶12克。

制法：将二味药共切细，加水煎或以沸水冲泡。

用法：取浓汁代茶频饮。

功效：消脂化津，降压减肥。

适用：高血压。

庵罗果 (宋《开宝》)

【释名】庵摩罗迦果（出佛书），香盖，芒果。

【气味】甘，温，无毒。

【主治】食之止渴（《开宝》）。主妇人经脉不通，丈夫营卫中血脉不行。久食，令人不饥（士良）。

叶

【主治】渴疾，煎汤饮（士良）。

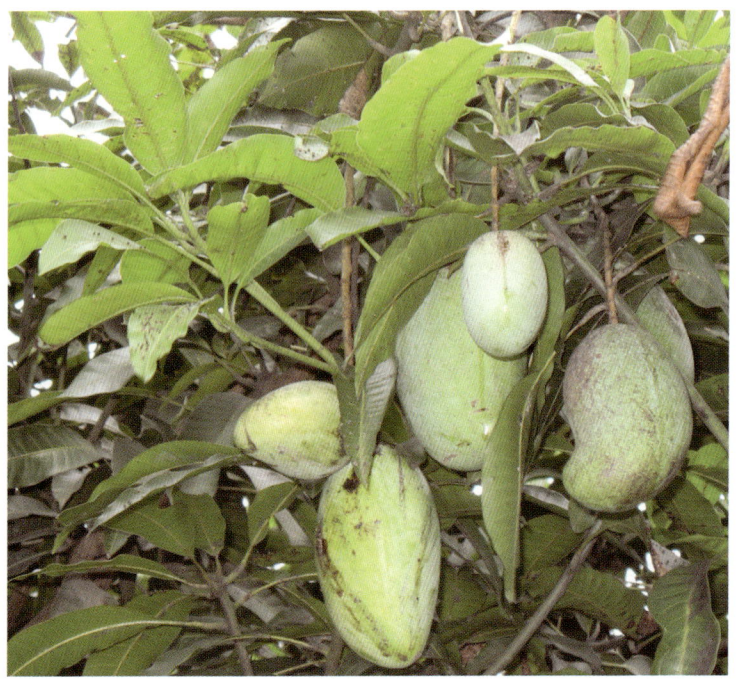

【别名】芒果、杧果、檬果、闷果、蜜望、面果、庵波罗果。

【来源】芒果为漆树科常绿乔木芒果树的果实

【形态特征】常绿大乔木，高9～27米。叶聚生枝顶，革质，长圆形，长披针形，油绿而发亮，花小而多，红色或黄色，呈顶生圆锥花序，圆锥花序生枝顶，花后结核果。果大，歪卵形，成熟果黄色。

【性味归经】凉，甘酸。归肺、脾、胃经。

【功效主治】益胃止呕，解渴利尿、止晕。主治口渴咽干，食欲不振，消化不良，晕眩、呕吐，咽痛音哑，咳嗽痰多，气喘等。

【用法用量】生食，作果脯，煎汤。

【使用禁忌】一般人群均能食用，皮肤病、肿瘤、糖尿病患者应忌食。病后、饱食后不可食。不可同大蒜辛物同食。

【精选验方】①小便不利：芒果若干。生食芒果，或是用水浸泡芒果后代茶饮用。②慢性咽喉炎、声音嘶哑：芒果1～2个。洗净后水煎，代茶饮用。③闭经：芒果片20克，

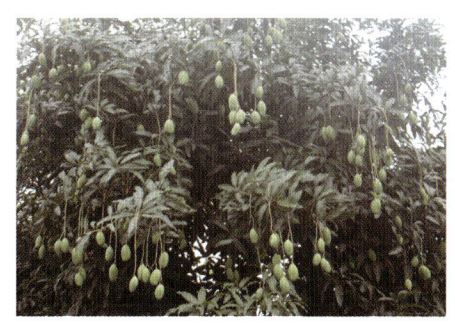

桃仁、红花、当归、赤芍各9克，熟地黄30克。水煎服，每日1剂。④咳嗽痰多：芒果50克，白糖25克，绿茶1克。将芒果去核留皮肉，加水400毫升煮沸3分钟，加入绿茶与白糖即可，随意食用。

【实用药膳】

芒果茶

原料：芒果2个，白糖适量。

制法：芒果洗净去皮、核，切成片放入锅内，加适量水，煮沸15分钟，加入白糖搅匀即成。

用法：代茶频饮。

功效：生津止渴。

适用：慢性咽喉炎、声音嘶哑患者。

芒果陈皮汤

原料：未成熟的芒果2~3个，陈皮半个。

制法：将芒果洗净，切开晒干，与陈皮一起放置在沙锅中，慢火煲汤，煲2小时后取食。

用法：分2~3次服完。

功效：清肺化痰，解毒散邪排脓。

适用：肺脓疡患者。

芒果芦荟汁

原料：芒果1个，芦荟2~3叶。

制法：芒果洗净，去皮去核；芦荟洗净，用刀从中间剖开，用汤匙挖取透明的芦荟肉，约取30克。与芒果一起放入果汁机，加冷开水100毫升，拌匀即可。

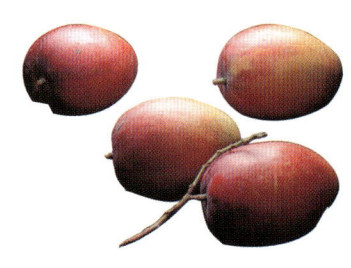

用法：趁鲜饮用。

功效：润肠通便。

适用：便秘。

柰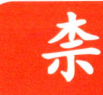

(《别录下品》)

【释名】频婆，苹果。

实

【气味】苦，寒，有小毒。

【主治】补中焦诸不足气，和脾。治卒食饱，气壅不通者，捣汁服（孟诜）。益心气，耐饥（《千金》）。生津止渴（《正要》）。

【别名】苹果。

【来源】本品为蔷薇科苹果属植物苹果的果实。

【形态特征】乔木，高达15米，小枝幼时密生绒毛，后变光滑，紫褐色。叶椭圆形到卵形，长4.5～10厘米，先端尖，缘有圆钝锯齿，幼时两面有毛，后表面光滑，暗绿色。花白色带红晕，径3～4厘米，花梗与花萼均具有灰白色绒毛，萼叶长尖，宿存，雄蕊20，花柱5。果为略扁之球形，径5厘米以上，两端均凹陷，端部常有棱脊。花期4～5月，果期7～11月。

【性味归经】甘、酸，凉，无毒。

【功效主治】益胃，生津，除烦，醒酒。主治津少口渴，脾虚泄泻，食后腹胀，饮酒过度。

【用法用量】内服：生食、捣汁或熬膏。外用：捣汁涂。

【使用禁忌】多食令人肿胀。

本草纲目 果部妙用

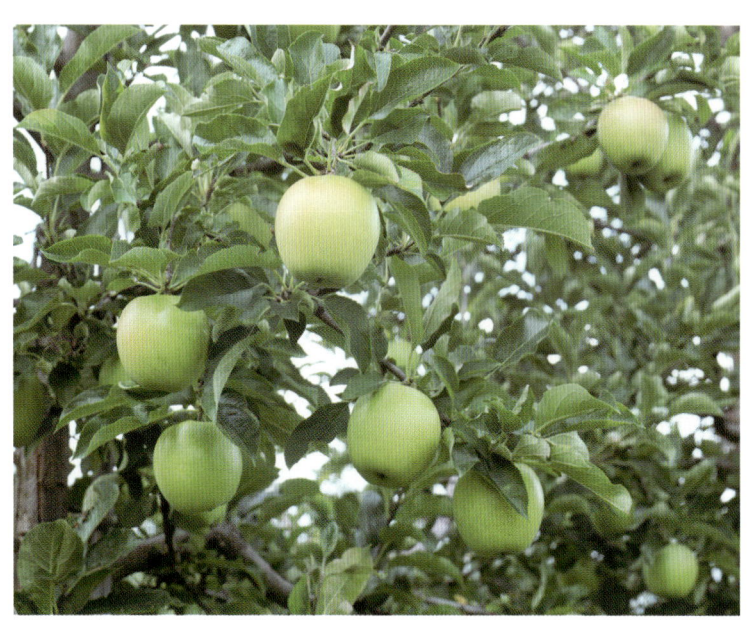

【精选验方】①胃阴不足,咽干口渴:鲜苹果1000克,切碎捣烂,绞汁,熬成稠膏,加蜂蜜适量混匀。每次1匙,温开水送服。②消化不良,少食腹泻,或久泻而脾阴不足者:苹果干50克,山药30克。共研为细末,每次15克,加白糖适量,用温开水送服。③小儿腹泻:苹果若干个,将苹果用开水洗净,削皮,隔水蒸熟,捣烂成泥,每日4次,每次约100克,一岁以下婴儿每次约50克,每日3~4次。

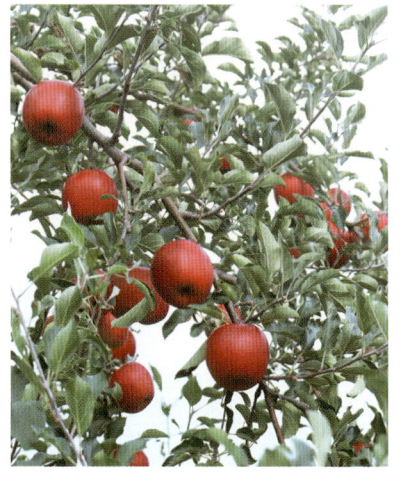

【实用药膳】

苹果鲜枸杞汁

原料：鲜枸杞叶100克，苹果200克，蜂蜜15克，胡萝卜150克，冷开水150毫升。

制法：将枸杞叶、苹果、胡萝卜洗净。苹果去皮、去核。将枸杞叶切碎，苹果、胡萝卜切片，一同放入绞汁机内，加冷开水制成汁，加入蜂蜜调匀即可。

用法：不拘时饮用。

功效：强身壮阳，美颜，抗疲劳。

适用：工作过于劳累及运动过量者。

苹果海蜇粥

原料：苹果1个，海蜇60克。

制法：将苹果洗净，去皮，切块；海蜇洗净，切块；将二者入锅，加适量水煎煮，即成。

用法：1次吃完，每日2～3次。

功效：补心益气，生津止渴，健胃和脾。

适用：高血压、高脂血患者食用。

苹果粥

原料：苹果1个，大米60克，白糖适量。

制法：苹果去皮，切小片。大米淘净下锅煮粥，八成熟时入苹果、白糖熬煮成粥。

用法：温热服食。

功效：补心益气，生津止渴，健胃和脾。

适用：小儿消化不良。

柿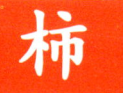

（《别录中品》）

【释名】时珍说：柿从市，谐声也。胡名镇头迦。

烘柿

【气味】甘，寒，涩，无毒。

【主治】通耳鼻气，治肠不足。解酒毒，压胃间热，止口干（《别录》）。续经脉气（孟诜）。

白柿、柿霜

【气味】甘，平，涩，无毒。

【主治】白柿：补虚劳不足，消腹中宿血，涩中厚肠，健脾胃气（孟诜）。开胃涩肠，消痰止渴，治吐血，润心肺，疗

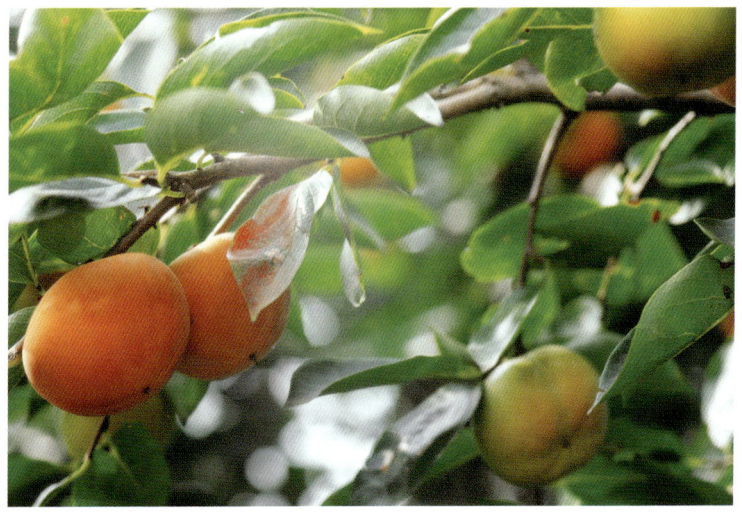

肺痿心热咳嗽，润声喉，杀虫（大明）。柿霜：清上焦心肺热，生津止渴，化痰宁嗽，治咽喉口舌疮痛（时珍）。

【附方】

小便血淋：用干柿三枚烧存性，研末，陈米饮服。（《经验方》）

热淋涩痛：干柿、灯心等分，水煎日饮。（《朱氏方》）

小儿秋痢：以粳米煮粥，熟时入干柿末，再煮三两沸食之。奶母亦食之。（《食疗本草》）

反胃吐食：干柿三枚，连蒂捣烂，酒服甚效。切勿以他药杂之。

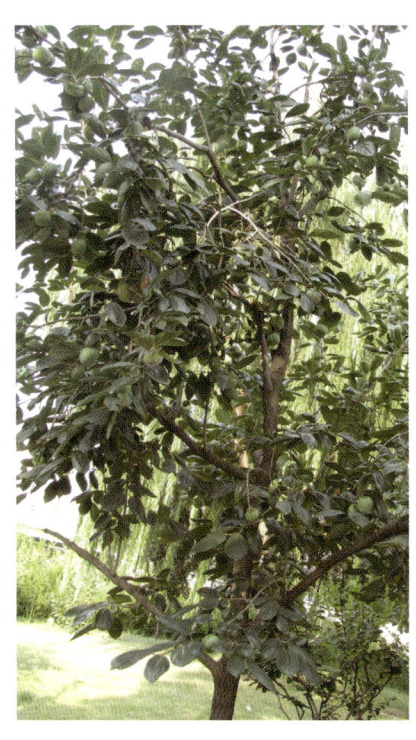

腹薄食减：用干柿三斤，酥一斤，蜜半斤，以酥、蜜煎匀，下柿煮十余沸，用不津器贮之。每日空腹食三五枚，甚良。（《孟诜食疗》）

痰嗽带血：青州大柿饼，饭上蒸熟批开。每用一枚，掺真青黛一钱，卧时食之，薄荷汤下。（《丹溪纂要》）

产后咳逆，**气乱心烦**：用干柿切碎，水煮汁呷。（《产宝》）

鼻窒不通：干柿同粳米煮粥，日食。（《圣济总录》）

耳聋鼻塞：干柿三枚细切，以粳米三合，豆豉少许煮粥，日日空心食之。（《圣惠方》）

臁胫烂疮：用柿霜、柿蒂等分烧研，敷之甚效。（《笔

峰杂兴》）

乌柿（火熏干者）

【气味】甘，温，无毒。
【主治】杀虫，疗金疮、火疮，生肉止痛（《别录》）。服药口苦及呕逆者，食少许即止（藏器）。

酥柿

【主治】涩下焦，健脾胃，消宿血（孟诜）。

柿糕

【主治】做饼及糕与小儿食，治秋痢（孟诜）。黄柿和米粉作糗蒸，与小儿食，止下痢、下血有效（藏器）。

柿蒂

【气味】涩，平，无毒。
【主治】咳逆哕气，煮汁服（孟诜）。
【附方】

咳逆不止：济生柿蒂散，治咳逆胸满。用柿蒂、丁香各二钱，生姜五片，水煎服。或为末，白汤点服。（《洁古》）加人参一钱，治虚人咳逆。（《三因》）加高良姜、甘草等分。（《卫生宝鉴》）加青皮、陈皮。（《王氏易简》）加半夏、生姜。

木皮

【主治】下血。晒焙研末,米饮服二钱,两服可止(颂)。汤火疮,烧灰,油调敷(时珍)。

根

【主治】血崩,血痢,下血(时珍)。

【别名】柿、朱果、猴枣、柿子。

【来源】为柿科植物柿的果实。

【形态特征】落叶乔木,高达20米。树冠阔卵形或半球形,树皮黑灰色裂成方形小块,固着树上,冬芽先端钝,小枝密被褐色毛。叶阔椭圆形,表面深绿色、有光泽,革质,入秋部分叶变红,叶痕大、红棕色,维管束痕呈凹入状。花雌雄异株或杂性同株,单生或聚生于新生枝条的叶腋中,花黄白色。果形因品种而异,橙黄或红色,萼片宿存大,先端钝圆。花期5~6月,果熟期9~10月。

【性味归经】甘、涩,性凉。归心、肺、大肠经。

【功效主治】清热,润肺,生津,解毒。主治咳嗽,吐血,热渴,口疮,热痢,便血。

【用法用量】生食,或做柿饼食。

【使用禁忌】凡脾胃虚寒,痰湿内盛,外感咳嗽,脾虚泄泻,疟疾等症均不宜食。凡食柿不可与蟹同,令人腹痛大泻。

本草纲目 果部妙用

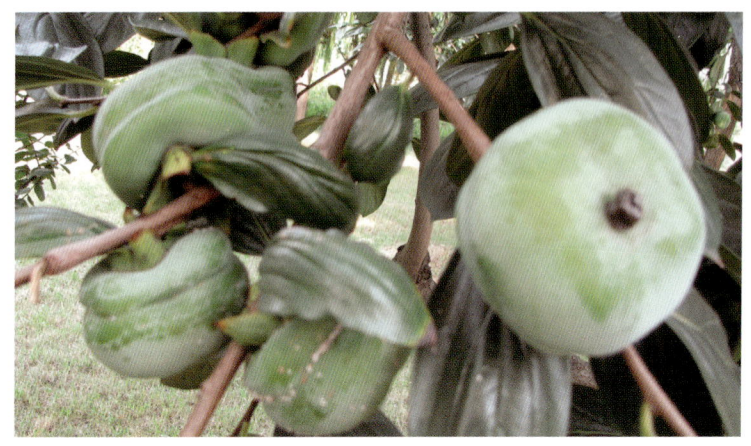

【精选验方】 ①寒泻、水泻：柿饼2个，放饭上蒸熟食。②高血压、慢性支气管炎干咳、咽痛：柿饼3枚（去蒂），清水和冰糖适量，蒸至柿饼绵软后食用。③干咳咯血、久痢便血、小便带血：柿饼3枚去蒂切小块，大米100克，同煮粥，用冰糖或白糖调味食用。④泌尿道感染、血尿：柿饼2枚，灯心草6克，同煮汤，加白砂糖调味饮用，每日2次。⑤消化道溃疡出血：柿饼焙焦研末，每服1.5克，每日3次，开水送服。

【实用药膳】

柿饼粥

原料：柿饼、粳米各50克。

制法：将柿饼清洗干净后切碎，与粳米同入沙锅，加水约400毫升，先以武火烧至沸腾，再以文火慢熬至粥稠即可。

用法：每日早、晚顿服。

功效：润肺、涩肠、止血。

适用：肺阴亏虚所致的干咳少痰、吐血、咯血、咽喉干痛、大便干结、痔疮出血、小便血淋及高血压等。

柿叶白糖粥

原料：鲜柿叶40克，大米100克，白糖30克。

制法：柿叶焯水，用纱布包扎成袋，与大米同煮成粥，拣去柿叶袋，调入白糖即成。

用法：早晚服食，7日为1个疗程。

功效：利尿消肿，止血降压，软化血管。

适用：小便短小。

柿蒂粥

原料：干柿蒂、大米各适量。

制法：将干柿蒂烧灰存性，研为末备用。每服取大米50克淘净，煮为粥，粥成，调入柿蒂末6克，略煮一、二沸即可。

用法：空腹服食。

功效：降逆气。

适用：小便涩痛有血。

柿叶茶

原料：新鲜嫩柿叶30克（或干柿叶15克）。

制法：开水泡服。

用法：代茶频饮。

功效：增强机体抵抗力，防治多种疾病。

适用：高血压及冠心病。

安石榴 (《别录下品》)

【释名】若榴(《广雅》),丹若(《古今注》),金罂。

甘石榴

【气味】甘、酸,温,涩,无毒。
【主治】咽喉燥渴(《别录》)。能理乳石毒(孟诜)。制三尸虫(时珍)。

酸石榴

【气味】酸,温,涩,无毒。
【主治】赤白痢腹痛,连子捣汁,顿服一枚(孟诜)。止

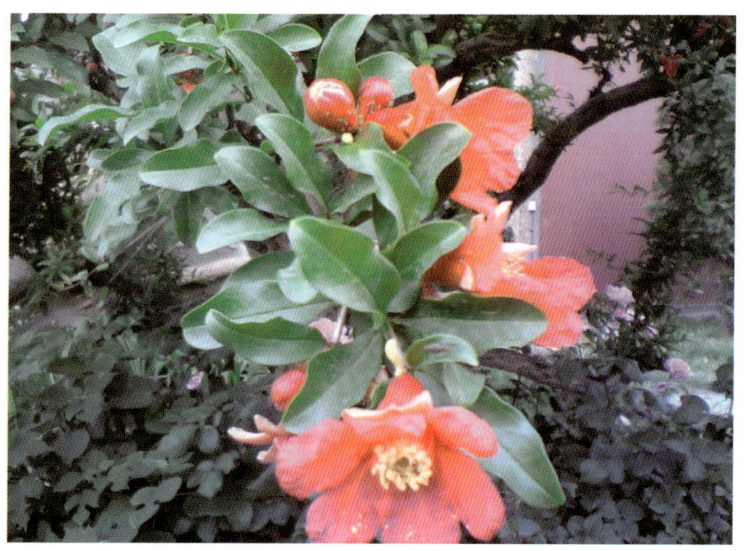

泻痢崩中带下（时珍）。

【附方】

肠滑久痢：用酸石榴一个煅烟尽，出火毒一夜，研末，仍以酸榴一块煎汤服，神效无比。

痢血五色，或脓或水，冷热不调：酸石榴五枚，连子捣汁二升。每服五合，神妙。（《圣济总录》）

小便不禁：酸石榴烧存性（无则用枝烧灰代之），每服二钱，用柏白皮切焙四钱，煎汤一盏，入榴灰再煎至八分，空心温服，晚再服。（《圣惠方》）

捻须令黑：酸石榴结成时，就东南枝上拣大者一个，顶上开一孔，入水银半两于中，原皮封之，以麻扎定，牛屎封护，待经霜摘下，倾出壳内水，以鱼鳔笼指蘸水捻须，久久自黑也。（《普济方》）

酸榴皮

【气味】 酸，温，涩，无毒。

【主治】 止下痢漏精（《别录》）。治筋骨风，腰脚不遂，行步挛急疼痛，涩肠。取汁点目，止泪下（权）。止泻痢，下血脱肛，崩中带下（时珍）。

【附方】

肠滑久痢：用石榴一个劈破，炭火簸烧存性，出火毒，为末。每服一钱，别以酸石榴一瓣，水一盏，煎汤调服。（《经验方》）

久痢久泻：陈石榴皮酢者，焙火细末。每服二钱，米饮下。患二三年或二三月，百方不效者，服之便止，不可轻忽之也。（《普济方》）

小儿风痫：大生石榴一枚，割去顶，剜空，入全蝎五枚，黄泥固济，煅存性为末。每服半钱，乳汁调下。或防风汤

下也可。(《圣济录》)

食榴损齿：石榴黑皮炙黄研末，枣肉和，丸梧子大。每日空腹三丸，白汤下，日二服。(《普济方》)

丁肿恶毒：以针刺四畔，用榴皮着疮上，以面围四畔灸之，以痛为度。仍内榴末敷上急裹，经宿连根自出也。(《肘后百一方》)

脚肚生疮（初起如粟，搔之渐开，黄水浸淫，痒痛溃烂，遂致绕胫而成痼疾）：用酸榴皮煎汤冷定，日日扫之，取愈乃止。(《医学正宗》)

酸榴东行根

【气味】酸，温，涩，无毒。

【主治】蛔虫、寸白（《别录》）。青者，入染须用（权）。治口齿病（颂）。止涩泻痢、带下，功与皮同（时珍）。

【附方】

寸白蛔虫：酢石榴东行根一握洗，用水三升，煎取半碗，五更温服尽，至明取下虫一大团，永绝根本，食粥补之。

寸白蛔虫：用榴皮煎水，煮米作粥食之，亦良。(《崔元亮海上方》)

女子经闭、不通：用酢榴根东生者一握炙干，水二大盏，浓煎一盏，空心服之。未通再服。(《斗门》)

榴花

【主治】阴干为末，和铁丹服，一年变白发如漆（藏器）。千叶者，治心热吐血。又研末吹鼻，止衄血立效。也敷金疮出血（苏颂）。

【附方】

金疮出血：榴花半斤，石灰一升，捣和阴干。每用少许敷之，立止。（《崔元亮方》）

鼻衄：酢榴花二钱半，黄蜀葵花一钱，为末。每服一钱，煎服，效乃止。（《圣济总录》）

九窍出血：石榴花（揉）塞之取效。叶也可。

【别名】石榴、海榴、若榴、丹若、金罂、金庞、天浆。

【来源】本品为石榴科植物石榴的果实。

【形态特征】落叶灌木或小乔木，在热带则变为常绿树。树冠丛状自然圆头形。树根黄褐色。生长强健，根际易生根蘖。树高可达5～7米，一般3～4米，但矮生石榴仅高约1米或更矮。树干呈灰褐色，上有瘤状突起，干多向左方扭转。树冠内分枝多，嫩枝有棱，多呈方形。小枝柔韧，不易折断。一次枝在生长旺盛的小枝上交错对生，具小刺。刺的长短与品种和生长情况有关。旺树多刺，老树少刺。芽色随季节而变化，有紫、绿、橙三色。叶对生或簇生，呈长披针形至长圆形，或椭圆状披针形，长2～8厘米，宽1～2厘米，顶端尖，表面有光泽，背面中脉凸起；有短叶柄。花两性，依子房发达与否，有钟状花和筒状花之别，前者子房发达善于受精结果，后者常凋落不实；一般1朵至数朵着生在当年新梢顶端及顶端以下的叶腋间；萼片硬，肉质，管状，5～7裂，与子房连生，宿存；花瓣倒卵形，与萼片同数而互生，覆瓦状排列。花有单瓣、重瓣之分。重瓣品种雌雄蕊多瓣化而不孕，花瓣多达数十枚；花多红色，也有白色和黄、粉红、玛瑙等色。雄蕊多数，花丝无毛。雌蕊具花柱1个，长度超过雄蕊，心皮4～8，子房下位，成熟后变成大型而多室、多子的浆果，每室内有

本草纲目 果部妙用

多数子粒；外种皮肉质，呈鲜红、淡红或白色，多汁，甜而带酸，即为可食用的部分；内种皮为角质，也有退化变软的，即软籽石榴。果石榴花期5～6月，榴花似火，果期9～10月。花石榴花期5～10月。

【性味归经】 酸。温。归肾、大肠经。

【功效主治】 止渴，涩肠，止血。主治津伤燥渴，滑泄，久痢，崩漏，带下。

【用法用量】 内服：6～9克；煎服，捣汁或烧存性研末。外用：适量，烧灰存性涂。

【使用禁忌】 损人肺，不可多食。多食损齿令黑。其汁恋膈成痰，损肺气，病人忌食。多食生痰，作热痢。

【精选验方】 ①腹泻：石榴皮15克，水煎后加红糖或白糖饮服，每日2次，餐前服用。②久泻久痢：鲜石榴1个，连皮捣碎，加少量盐，水煎服。③痔疮：连皮石榴煅炭，研成细末，加适量白砂糖拌匀，每次用开水送服5～7克，每日2次。④便血：石榴煅炭存性，研细末，加红糖适量调匀，每次9克，开水冲服，每日3次。⑤脱肛：石榴皮30克，明矾15克，煎水洗患处。⑥鼻出血：石榴花或石榴嫩叶，搓成小团塞入鼻孔，每日多次。⑦阴道生疮：鲜石榴皮60克，忍冬藤15克，川连3克，煎汤坐浴，每日早、晚各1次。⑧扁桃体炎：鲜石榴1～2个，取其带肉的种子捣烂，以开水浸泡过滤，冷后含漱，每日数次。

【实用药膳】

石榴叶茶

原料：石榴叶60克，生姜15克，盐30克。

制法：将三味药放入锅内同炒至黑，取出放入盛有开水的热水瓶内，浸泡15分钟后，取汁倒入茶杯，代茶饮用。

用法：每日1剂，可分数次饮服。连服4～8日。

功效：温中止泻。

适用：急性胃肠炎、寒泻。

石榴红豆粥

原料：石榴1个，红豆50克。

制法：石榴用器具压榨出汁，用小碗盛好备用；红豆用水煮开后，转文火焖至豆烂，倒入石榴汁即可。

用法：每日1剂。餐前食用。

功效：开胃，养胃。

适用：脾胃虚弱。

石榴西米粥

原料：西谷米50克，石榴150克，蜂蜜15克，糖桂花3克。

制法：将鲜甜石榴去皮，取子瓣散；西谷米洗净，入开水锅内略汆后捞出，再用冷水反复漂洗，沥干水分备用；取锅加入冷水、石榴子，煮沸约15分钟后，滤去渣，加入西谷米，待再沸后，调入蜂蜜待滚，调入糖桂花，即可盛起食用。

用法：每日早、晚食用。

功效：收敛固涩，止泻止血。

适用：腹泻、便血等。

橘 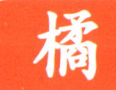（《本经上品》）

【释名】时珍说：橘从，谐声也。

橘实

【气味】甘、酸，温，无毒。
【主治】甘者润肺，酸者聚痰（藏器）。止消渴，开胃，除胸中膈气（大明）。

黄橘皮

【释名】红皮（《汤液》），陈皮（《食疗》）。
【气味】苦、辛，温，无毒。

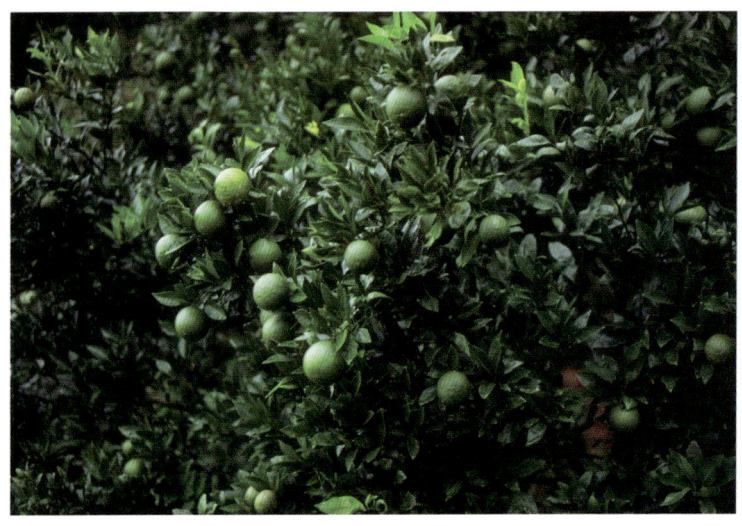

本草纲目 果部妙用

【主治】 胸中瘕热逆气，利水谷，久服去臭，下气通神（《本经》）。下气，止呕咳，治气冲胸中，吐逆霍乱，疗脾不能消谷，止泄，除膀胱留热停水，五淋，利小便，去寸白虫（《别录》）。疗呕哕反胃嘈杂，时吐清水，痰痞阂疟，大肠塞，妇人乳痈。入食料，解鱼腥毒（时珍）。

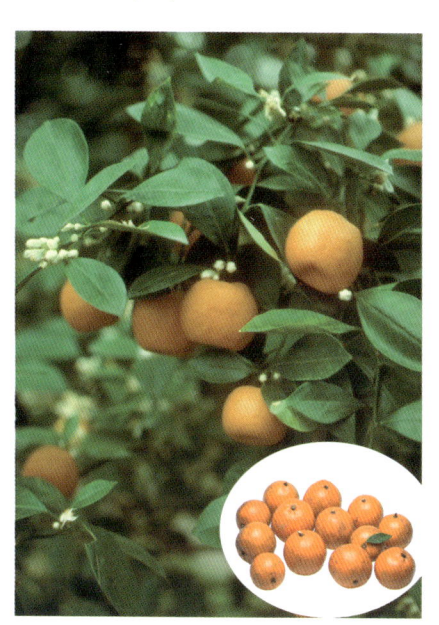

【附方】

霍乱吐泻：广陈皮去白五钱，真藿香五钱，水二盏，煎一盏，时时温服。（《百一选方》）

反胃吐食：真橘皮，以日照西壁土炒香为末。每服二钱，生姜三片，枣肉一枚，水二盅，煎一盅，温服。（《直指方》）

卒然食噎：真橘皮一两，汤浸去瓤，焙为末。以水一大盏，煎半盏，热服。（《食医心镜》）

经年气嗽：橘皮、神曲、生姜焙干等分，为末，蒸饼和，丸梧子大。每服三五十丸，食后、夜卧各一服。有人患此服之，兼旧患膀胱气皆愈也。（《寇氏衍义》）

脾塞诸疟（不拘老少孕妇，只两服便止）：真橘皮去白切，生姜自然汁浸过一指，银器内重汤煮，焙干研末。每服三钱，用隔年青州枣十个，水一盏，煎半盏，发前服，以枣下之。（《适用方》）

妇人乳痈：用真陈橘皮汤浸去白晒，面炒微黄，为末。每服二钱，麝香调酒下。初发者一服见效。名橘香散。（《张氏方》）

鱼骨鲠咽：橘皮常含，咽汁即下。（《圣惠方》）

青橘皮

【气味】苦、辛，温，无毒。

【主治】气滞，下食，破积结及膈气（颂）。治胸膈气逆，胁痛，小腹疝痛，消乳肿，疏肝胆，泻肺气（时珍）。

【附方】

疟疾寒热：青皮一两烧存性，研末。发前温酒服一钱，临时再服。（《圣惠方》）

伤寒呃逆：四花青皮全者，研末。每服二钱，白汤下。（《医林集要》）

产后气逆：青橘皮为末，葱白、童子小便煎二钱服。（《经验后方》）

妇人乳癌：用青皮四钱，水一盏半，煎一盏，徐徐服之，日一服。或用酒服。（《丹溪方》）

橘核

【气味】苦，平，无毒。

【主治】肾疰腰痛，膀胱气痛，肾冷。炒研，每温酒服一钱，或酒煎服之（大明）。小肠疝气及阴核肿痛。炒研五钱，老酒煎服，或酒糊丸服，其效（时珍）。

【附方】

腰痛：橘核、杜仲各二两，炒研末。每服二钱，盐酒下。（《简便方》）

叶

【气味】 苦,平,无毒。

【主治】 导胸膈逆气,入厥阴,行肝气,消肿散毒,乳痈胁痛,用之行经(震亨)。

【附方】

肺痈:绿橘叶洗,捣绞汁一盏服之。吐出脓血即愈。(《经验良方》)

【别名】 黄橘、橘子。

【来源】 为芸香科植物橘及其栽培变种的成熟果实。

【形态特征】 常绿小乔木或灌木,高3~4米。枝细,多有刺。叶互生;叶柄长0.5~1.5厘米,有窄翼,顶端有关节;叶片披针形或椭圆形,长4~11厘米,宽1.5~4厘米,先端渐尖微凹,基部楔形,全缘或为波状,具不明显的钝锯齿,有半透明油点。花单生或数朵丛生于枝端或叶腋;花萼杯状,5裂;花瓣5,白色或带淡红色,开时向上反卷;雄蕊15~30,长短不一,花丝常3~5个连合成组;雌蕊1,子房圆形,柱头头状。柑果近圆形或扁圆形,横径4~7厘米,果皮薄而宽,容易剥离,囊瓣7~12,汁胞柔软多汁。种子卵圆形,白色,一端尖,数粒至数十粒或无。花期3~4月,果期10~12月。

【性味归经】 辛,苦,温。归脾、肺经。

【功效主治】 理气,调中,燥湿,化痰。主治胸腹胀满,不思饮食,呕吐哕逆,咳嗽痰多。亦解鱼、蟹毒。

【用法用量】 内服:煎汤,0.5~1.5克;或入丸、散。

【使用禁忌】 气虚及阴虚燥咳患者不宜。吐血证慎服。

【精选验方】 ①咳嗽痰多：陈皮9克，核桃1个，生姜3片。水煎后服用。②胃痛：橘络3克，生姜6克，红糖少许。水煎后加入少量的红糖服用。③慢性胃炎：干橘皮30克，白糖少许。将橘皮研成细末，加入白糖，空腹用温开水冲服。④呕吐：橘皮9克，大米50克，姜汁少许。水煎后加少许姜汁冲服。⑤烫伤：烂橘子适量。涂于患处。⑥食欲不振、消化不良：干橘皮3克，大红枣10个。用开水浸泡10分钟，饭前代茶频饮。

【实用药膳】

柚皮橘皮粥

原料：鲜柚皮1个，橘皮5克，粳米100克。

制法：鲜柚皮去掉外层黄皮，浸泡1日后切块，加入适量水与橘皮、粳米共煮成烂粥，调味即成。

用法：早餐食用。

功效：疏肝健脾，理气止痛。

适用：慢性气滞不畅型胃及十二指肠溃疡出现的嗳气频作、腹胀纳差、胁肋闷痛等。

橘皮红枣茶

原料：红枣15克，干橘皮3克。

制法：将以上两味材料洗净后，一同放入杯中，加适量沸水泡，加盖焖10分钟即可。

用法：每日1剂，不拘时频频冲服。

功效：消食化积。

适用：消化不良。

橙 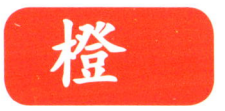（宋《开宝》）

【释名】金球，鹄壳。

【气味】酸，寒，无毒。

【主治】洗去酸汁，切和盐、蜜，煎成贮食，止恶心，能去胃中浮风恶气（《开宝》）。行风气，疗瘿气，发瘰疬，杀鱼、蟹毒（士良）。

皮

【气味】苦、辛，温，无毒。

【主治】作酱、醋香美，散肠胃恶气，消食下气，去胃中浮风恶气（《开宝》）。和盐贮食，止恶心，解酒病（孟诜）。糖作橙丁，甘美，消痰下气，利膈宽中，解酒（时珍）。

【附方】

宽中快气，消酒：用橙皮二斤切片，生姜五两切焙捣烂，入炙甘草末一两，檀香末半两，和做小饼。每嚼一饼，沸汤入盐送下。（《奇效良方》）

痔疮肿痛：隔年风干橙子，桶内烧烟熏之，神效。（《医方摘要》）

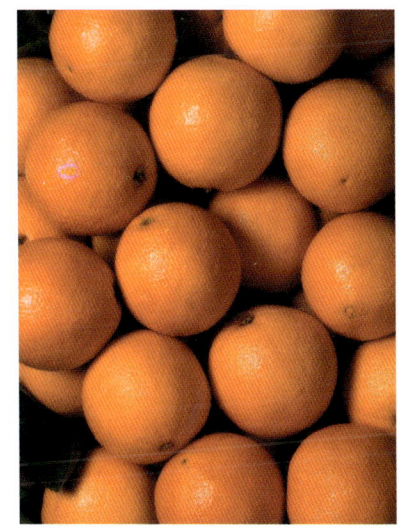

核

【主治】面粉刺，湿研，夜夜涂之（时珍）。

【附方】

闪挫腰痛：橙子核炒研，酒服三钱即愈。（《摄生方》）

【别名】柳橙、黄果、金环、柳丁。

【来源】为芸香科植物香橙的果实。

【形态特征】常绿小乔木，高2～3米树冠中等大，圆头形或半圆形。分枝多，无毛，小枝呈扁压状的棱角，无刺或稍有刺。叶退化呈单叶状：叶柄长0.8～1.8厘米，叶翼窄，宽2～3毫米，和叶交结处有显明的隔痕；叶片椭圆形，长6～12厘米，宽3～5.5厘米，先端渐尖，基部阔楔形，边缘有不明显的波状锯齿；革质。花萼杯状，3～5裂，裂片卵圆形，先端窄尖；花瓣4～8，通常为5，长椭圆形，长达1.5厘米，宽0.7厘米；雄蕊多数，花丝常数簇愈合着生在花盘上；子房上位，10～13室，每室有胚珠4～8枚，子房近球形。花柱粗大，常早落。果大，径长7～9厘米，圆形至长圆形，果皮淡黄、橙黄或淡血红色，较韧滑。油泡平生微突，果肉橙黄色至血红色，柔软多汁、有香味。果皮与果肉不易分离。果心小而充实。种子多、少或无，因品种而异，卵形或长圆形，多胚，白色。

【性味归经】甘、酸，微凉。归胃、肺经。

【功效主治】生津止渴，开胃下气。

【用法用量】生食，绞汁饮，煎汤服。

【使用禁忌】多食伤肝气。贫血病人不宜多食，橙中含鞣质较多，能与铁结合，不利铁在体内的吸收。

【精选验方】 ①小肠疝气：山橙1~2枚，猪瘦肉适量。煎汤服。②痔疮肿痛：橙子数只（隔年风干者）。将橙子置桶内烧烟熏之，至熟。每日4次，每次半只。

【实用药膳】

鲜橙汁

原料：鲜橙2个。
制法：连皮切片，压出汁液，将米酒少许，合入汁中饮服。
用法：每日2次，连饮3日。
功效：祛痛，通乳。
适用：妇女乳结不通、乳房红肿疼痛。

橙皮汁

原料：鲜橙皮20克，或干品10克，冰糖适量。
制法：将鲜橙皮用水清洗干净，入沸水中，放入冰糖即可。
用法：加水炖服，每日2次，连饮5日。
功效：止咳。
适用：感冒后咳嗽不止，痰色白而多者。

夏橙鲜果水

原料：夏橙100克，蜜糖1汤匙，苏打汽水100毫升。
制法：夏橙洗净剥皮后，用果汁机压汁后放入搅拌机，加入蜜糖后稍搅拌，再加适量冰，搅拌20~30分钟，慢慢注入苏打水即成。
用法：每日随意饮。
功效：清暑生津，消除疲劳。
适用：夏日解烦止渴。

本草纲目 果部妙用

柚 （《日华》）

【释名】 条（《尔雅》），壶柑（《唐本》），臭橙（《食性》），朱栾。

【气味】 酸，寒，无毒。
【主治】 消食，解酒毒，治饮酒人口气，去肠胃中恶气，疗妊妇不思食口淡（大明）。

皮

【气味】 甘、辛，平，无毒。
【主治】 下气。宜食，不入药（弘景）。消食快膈，散愤懑之气，化痰（时珍）。
【附方】
痰气咳嗽：用香栾去核切，砂瓶内浸酒，封固一夜，煮

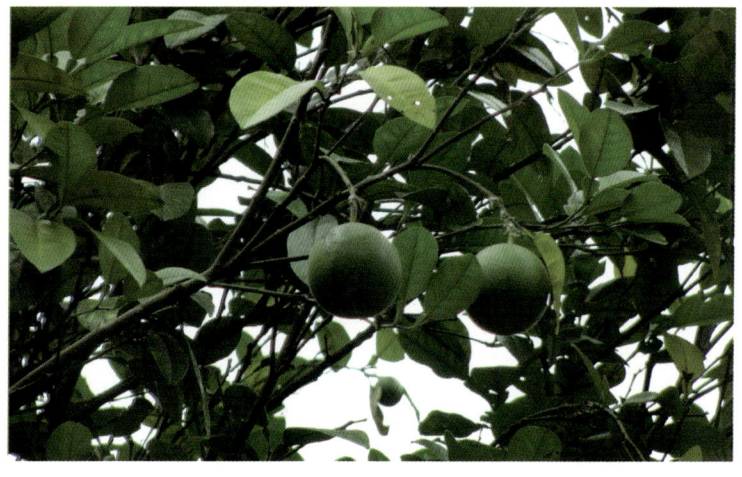

烂，蜜拌匀，时时含咽。

叶

【主治】头风痛，同葱白捣，贴太阳穴（时珍）。

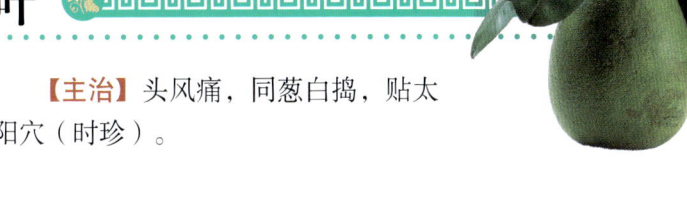

花

【主治】蒸麻油作香泽面脂，长发润燥（时珍）。

【别名】香栾、朱栾、雷柚、碌柚、胡柑、臭橙、臭柚。

【来源】本品为芸香科植物柚的成熟果实。

【形态特征】常绿乔木，柚子的叶似柑、橘多为长椭圆形或长卵圆形，翼叶则为心脏形；果实多为葫芦形、梨形或球形，表面黄色、橙色为多，果面光泽有凹点，一般有刺激性气味，果皮相对较薄，用手即可剥离。果实较柑橘为大，单重常可达1千克以上，直径15～25厘米。通常的柚子在10月至11月间成熟，而早熟品种9月间即可上市，晚熟品种可迟至翌年1～2月。

【性味归经】甘、酸，凉。归胃、肺经。

【功效主治】生津止渴，开胃下气，化痰止咳。

【用法用量】生食，绞汁或煎汤熬膏服。

【使用禁忌】新鲜的柚子可能有胰岛素成分，适合糖尿病患者食用。

【精选验方】 ①老年性咳嗽气喘：柚子适量。用开水泡，代茶饮用。②肺热咳嗽：柚子、大生梨各100克，蜂蜜少许。将上述用料一同洗净后煮烂，加蜂蜜或冰糖调服。③痰气咳嗽：柚子、酒、蜂蜜。将柚子去皮除核，切成片放入酒内浸泡一夜。煮烂，拌蜂蜜，时时含咽。④冻疮：柚子皮50克。水煎后，用其浸泡冻疮部位，每日数次。⑤头痛：柚叶与葱白各等量。将二者一同捣烂后贴于太阳穴上。⑥关节痛：柚叶、生姜、桐油各20克。将其一同捣烂后敷于疼痛处。

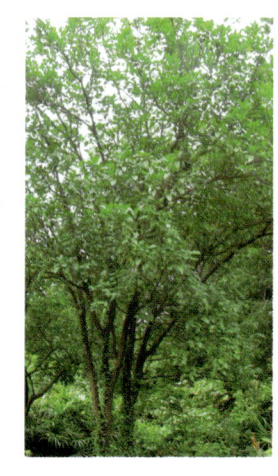

【实用药膳】

柚子炖鸡

原料：柚子1个，仔鸡1只，生姜、葱、盐、味精各适量。

制法：将柚子去皮留肉；鸡杀后除毛去内脏，把柚子肉纳入鸡腹中，放在盆中，加入葱、姜、料酒、盐和适量的水；再将盆置入锅中，锅中加水，炖熟即成。

用法：佐餐食用。

功效：滋阴益气，补精化痰。

适用：甲状腺功能亢进出现的脖颈胀大、按之柔软、饮食减少、神疲乏力、头晕耳鸣、腰膝酸软、胸闷多痰等。

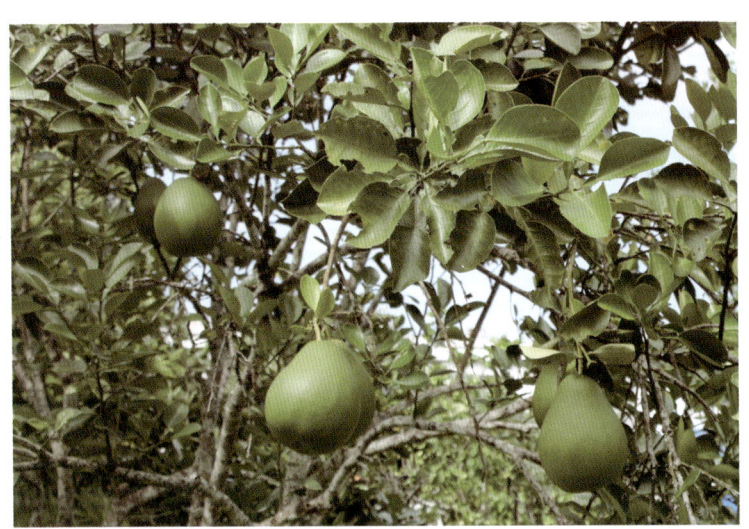

柚子茶

原料：熟柚子1个，绿茶100克。

制法：将柚子顶部平切下一盖，取出果肉，装进绿茶，然后盖顶包扎，置阴凉处1年以上。

用法：取茶叶开水冲服。

功效：行气消食止痛。

适用：腹痛、腹泻及消化不良。

柚子皮百合汤

原料：柚子1个（约1 000克，去肉留皮），百合、白糖各125克。

制法：将上述三味加水60毫升，煎2～3小时。

用法：分3次服完，每日1次，每服3个柚子为1个疗程。儿童减半。

功效：补脾虚，清肺热，消痰涎。

适用：久咳、痰多、哮喘、肺气肿等。

金橘（《纲目》）

【释名】金柑（《橘谱》），卢橘（《汉书》），夏橘（《广州志》），山橘（《北户录》）。

【气味】酸、甘，温，无毒。

【主治】下气快膈，止渴解醒，辟臭。皮尤佳（时珍）。

【别名】金枣、金弹、金丹、金柑、金桔、金橘、脆皮桔。

【来源】芸香科植物金桔的果实。

【形态特征】常绿灌木或小乔木，高达3米。枝密生，通常无刺。叶互生；叶片长椭圆形、披针形或矩圆形，长4~8厘米，宽2~3厘米，先端钝或钝尖，叶缘微波状或具不明显的细锯齿，基部楔形，下面密生腺点；叶柄长0.5~1厘米，有狭翅。花单生或2~3朵簇生于新枝的叶腋，花梗长3~5厘米，花径约1.5厘米；萼片5，绿色；花瓣5，白色，狭长矩形，向下反卷，长约7毫米；雄蕊20~25，基部不规则的合生成几束；雌蕊1。柑果长倒卵形或长椭圆形，长2~3.5厘米，顶端浑圆，有宿存的花柱；果皮平滑，有光泽，成熟时金黄色，果皮厚，油腺密生；瓤囊4~5瓣，汁多味酸。花期6月，果熟期12月。

【性味归经】辛、甘、酸，微温。归肺、胃、肝经。

【功效主治】化痰止咳，理气解郁。

【用法用量】蜜渍，糖腌，生食，泡茶或煎汤。

【使用禁忌】金橘用药时不去皮、蜜渍药效更佳。

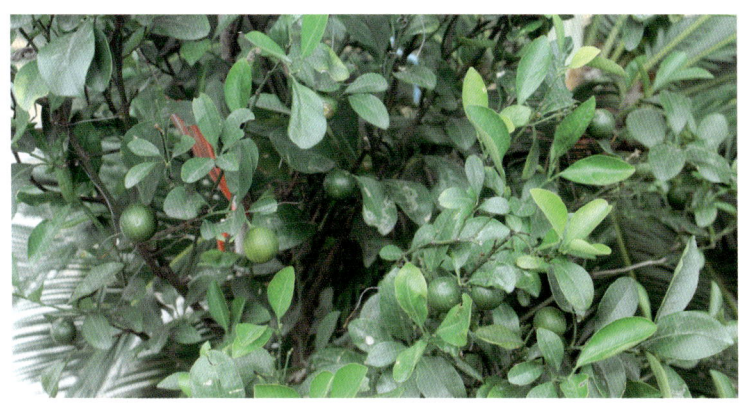

【精选验方】 ①胸中郁闷、心情不爽：白糖金桔饼，随意食之，细细嚼下后，咽下可解。②胃腹胀痛、消化不良：盐渍金桔，每服2个。③咳嗽、哮喘：金桔5个，切开去核，白糖适量，加水文火煮熟，食桔饮汤。

【实用药膳】

金橘根炖猪肚

原料：猪肚100~150克，金橘根30克，盐少许。

制法：将猪肚、金橘根用水960毫升煮至360毫升，加少许盐调味即成。

用法：佐餐食用。

功效：健脾开胃，行气止痛。

适用：慢性胃炎、胃溃疡、十二指肠球部溃疡等。

金橘粥

原料：粳米50克，鲜金橘5个（每个剖成4瓣），白糖少许。

制法：粳米加水，如常法煮粥，粥将煮稠时加入鲜金橘（每个剖成4瓣），调入少许白糖。

用法：早餐食用。
功效：健脾化痰，理气和胃。
适用：肝郁气滞型脂肪肝。

金橘蒸冰糖

原料：鲜金橘10个，清水200毫升，冰糖适量。

制法：金橘剖开两半，去核，放于大瓷碗中，加入冰糖和清水，上锅隔水蒸熟。

用法：分1~2次食橘喝汤。

适用：痰湿内阻型小儿食欲减退、口吐痰涎、体倦力乏。

金橘银耳汤

原料：银耳、冰糖各50克，金橘10个。

制法：将银耳用清水泡发开后洗净，再换干净水泡发1小时，然后用剪刀将银耳剪成小朵，去蒂，捞出放入锅中，用武火煮熬，待煮至银耳熟烂，汤稠如浆后，加入冰糖，再略煮片刻，待冰糖溶化后即可装碗，放入洗净的金橘（或橘子瓣）即可。

用法：随意食用。

功效：滋阴润肺，养胃生津，止咳化痰。

适用：虚劳咳嗽、痰中带血等。

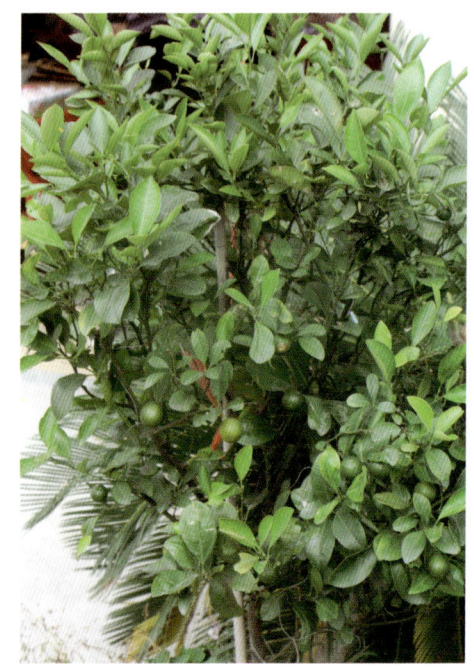

本草纲目 果部妙用

枇杷 (《别录中品》)

【释名】宗奭说：其叶形似琵琶，故名。

实

【气味】甘、酸，平，无毒。
【主治】止渴下气，利肺气，止吐逆，主上焦热，润五脏（大明）。

叶

【气味】苦，平，无毒。

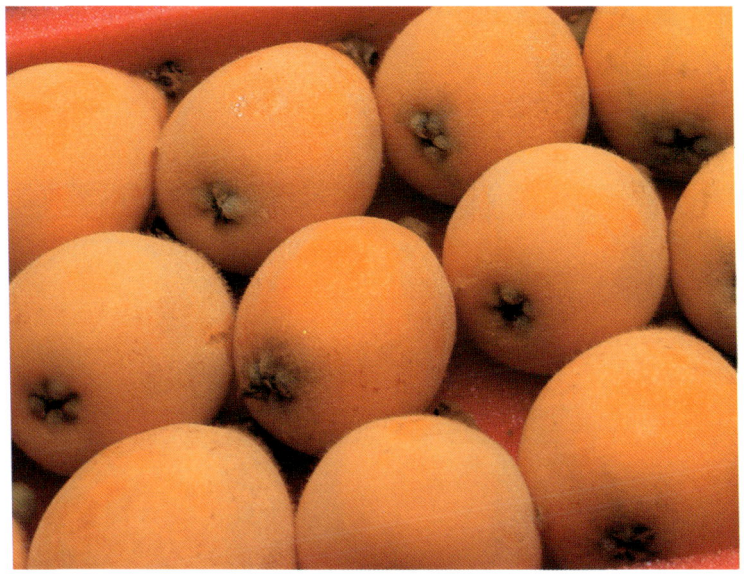

本草纲目 果部妙用

【主治】卒不止，下气，煮汁服（《别录》）。和胃降气，清热解暑毒，疗脚气（时珍）。

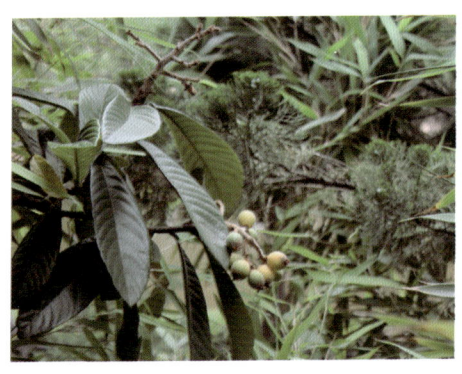

【附方】

温病发哕（因饮水多者）：枇杷叶（去毛炙香）、茅根各半斤，水四升，煎二升，稍稍饮之。（《庞安常方》）

反胃呕哕：枇杷叶（去毛炙）、丁香各一两，人参二两。每服三钱，水一盏，姜三片，煎服。（《圣惠》）

衄血不止：枇杷叶去毛，焙研末。茶服一二钱，日三服。（《圣惠方》）

酒赤鼻：枇杷叶、栀子仁等分，为末。每服二钱，温酒调下，日三服。（《本事方》）

痔疮肿痛：枇杷叶蜜炙，乌梅肉焙，为末。先以乌梅汤洗，贴之。（《集要》）

痘疮溃烂：枇杷叶煎汤洗之。（《摘玄方》）

花

【主治】头风，鼻流清涕。辛夷等分，研末，酒服二钱，日二服（时珍）。

木白皮

【主治】生嚼咽汁，止吐逆不下食，煮汁冷服尤佳（思邈）。

本草纲目 果部妙用

【别名】芦橘、金丸、芦枝。

【来源】为蔷薇科植物枇杷的果实。

【形态特征】常绿小乔木,高约10米。小枝粗壮,黄褐色,密生锈色或灰棕色绒毛。叶片革质;叶柄短或几无柄,长6～10毫米,有灰棕色绒毛;托叶钻形,有毛;叶片披针形、倒披针形、倒卵形或长椭圆形,长12～30厘米,宽3～9厘米,先端急尖或渐尖,基部楔形或渐狭成叶柄,上部边缘有疏锯齿,上面光亮、多皱,下面及叶脉密生灰棕色绒毛,侧脉11～21对,圆锥花序顶生,总花梗和花梗密生锈色绒毛;花直径1.2～2厘米;萼筒浅杯状,萼片三角卵形,外面有锈色绒毛;花瓣白色,长圆形或卵形,长5～9毫米,宽4～6毫米,基部具爪,有锈色绒毛;雄蕊20,花柱5,离生,柱头头状,无毛。果实球形或长圆形,直径3～5厘米,黄色或橘黄色;种子1～5颗,球形或扁球形,直径1～1.5厘米,褐色,光亮,种皮纸质。花期10～12月,果期翌年5～6月。

【性味归经】甘、微酸,凉。归肺、胃经。

【功效主治】润肺止咳,生津止渴,和胃降逆。

【用法用量】生食,煎汤,熬膏。

【使用禁忌】脾虚腹泻者不宜。枇杷仁含有氢氰酸,宜引起中毒,忌食。

【精选验方】①肺燥咳嗽:每次吃鲜枇杷果肉5枚,每日2次。②肺癌热性咳嗽、咳脓痰与咳血者:枇杷叶15克(鲜品60克),粳米100克,冰糖少许。先将枇杷叶用布包入煎,取浓汁去渣。或将新鲜枇杷叶刷尽叶背面的绒毛,切细后煎汁去渣,入粳米煮粥。粥成后入冰糖少许,佐膳服用。③胃癌哕逆不止、饮食不入:枇杷叶20克,陈皮25克,炙甘草15克,生姜

3片，水煎服用，每日2次。④咳嗽：枇杷核9～15克，捣烂，加生姜3片，水煎，去渣服，早晚各1次。

【实用药膳】

枇杷核汤

原料：枇杷核10～20克，清水适量。

制法：把枇杷核捣碎，加水适量煎20分钟取汁。

用法：适量饮服，每日2次。

功效：润肺，化痰，止咳。

适用：瘰疬，症状特征为干咳少痰、痰较难出。

枇杷粥

原料：枇杷6枚，西国米50克，白糖适量。

制法：首先将枇杷去核，西国米浸透。锅内放入清水并烧开，然后把枇杷、白糖和西国米放进开水锅里熬煮成粥食用即可。

用法：早餐食用。

功效：润肺止渴，止咳下气。

适用：肺热壅盛、咳嗽、咯血、哮喘、呕逆等。

生姜杷叶粥

原料：生姜（去皮）切细10克，炙枇杷叶（为末）6克，粳米100克。

制法：首先把生姜和枇杷叶放入沙罐中，然后加入适量的水先煎30分钟，滤渣取汁，再放入粳米煮粥，临熟时，稍少放入盐、酱油等佐料调味至鲜即可。

用法：每日1剂，分次于空腹时温服。

功效：理气和胃，降逆止呕。

适用：胃失和降、气逆于上之呕吐反胃、恶心厌食等；也可用于急、慢性胃病，急慢性肝胆疾患，晕动证等。

枇杷叶冰糖粥

原料：枇杷叶20克，冰糖少许，大米50克。

制法：将枇杷叶用布包，加水煎，去渣取汁，与大米同煮粥，粥将成加冰糖，再煮至冰糖溶化。

用法：分2次食用，连服3～5日。

功效：清肺化痰。

适用：热痰引起的咳喘。

枇杷竹叶消暑茶

原料：鲜枇杷叶30克，竹叶30克，白糖适量，盐少许。

制法：将鲜枇杷叶刷去茸毛，与鲜竹叶一同洗净，撕成小块，加水800毫升，煎沸10分钟，去渣，趁热加入白糖、盐、搅拌均匀。

用法：晾凉后代茶饮。

功效：清热和胃，生津止渴。

适用：暑热烦渴、小便短赤等。

枇杷杏仁鸭梨粥

原料：枇杷、鸭梨各20克，百合、杏仁各15克，粳米50克，蜂蜜10克。

制法：将鸭梨洗净后切成小丁，百合掰成块状备用；将除蜂蜜外的所有原料一同放入锅中，加水熬煮成粥，最后调入蜂蜜即可。

用法：每日早、晚食用。

功效：滋阴润燥，润肺止咳，化痰平喘。

适用：秋燥、咳嗽、痰多等。

杨梅 （宋《开宝》）

【释名】朹子。

实

【气味】酸、甘，温，无毒。

【主治】盐藏食，去痰止呕哕，消食下酒。干作屑，临饮酒时服方寸匕，止吐酒（《开宝》）。止渴，和五脏，能涤肠胃，除烦愦恶气。烧灰服，断下痢甚验。盐者常含一枚，咽汁，利五脏下气（孟诜）。

【附方】

下痢不止：杨梅烧研，每米饮服二钱，日二服。（《普

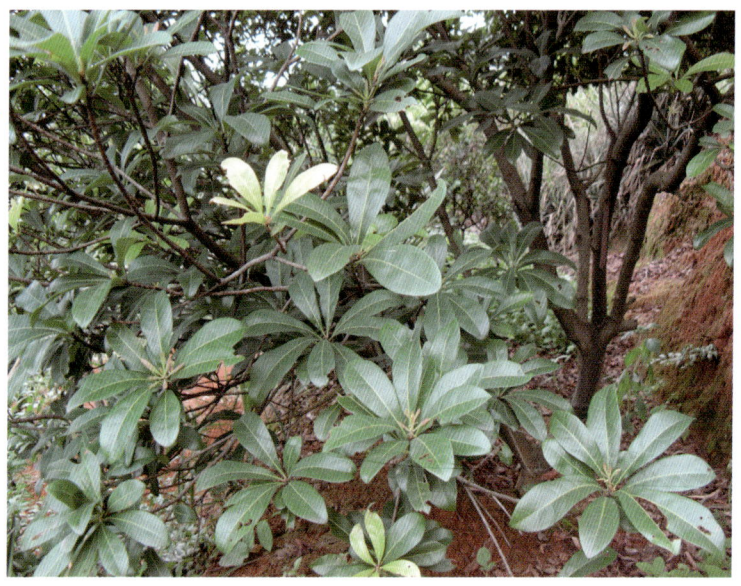

济方》)

头痛不止：杨梅为末，以少许鼻取嚏妙。

头风作痛：杨梅为末，每食后薄荷茶服二钱。或以消风散同煎服。或同捣末，以白梅肉和，丸弹子大，每食后葱茶嚼下一丸。(《朱氏集验》)

一切损伤（止血生肌，令无瘢痕）：用盐藏杨梅和核捣如泥，做成挺子，以竹筒收之。凡遇破伤，研末敷之，神圣绝妙。(《经验方》)

核仁

【主治】脚气。

树皮及根

【主治】煎汤，洗恶疮疥癣（大明）。煎水，漱牙痛。服之，解砒毒。烧灰油调，涂汤火伤（时珍）。

【附方】

中砒毒，心腹绞痛，欲吐不吐，面青肢冷：用杨梅树皮煎汤二三碗，服之即愈。(《王硕易简方》)

风虫牙痛：用杨梅根皮厚者焙一两，川芎五钱，麝香少许，研末。每用半钱，鼻内之，口中含水，涎出痛止。(《普济方》)

风虫牙痛：用杨梅根皮、韭菜根、厨案上油泥等分捣匀，贴于两腮上，半时辰，其虫从眼角出也。屡用有效之方。(《摘要方》)

【别名】 树梅、珠红。

【来源】 为杨梅科杨梅属植物杨梅的根、树皮及果实。

【形态特征】 常绿乔木，高可达15米以上，胸径达60余厘米；树皮灰色，老时纵向浅裂；树冠圆球形。小枝及芽无毛，皮孔通常少而不显著，幼嫩时仅被圆形而盾状着生的腺体。叶革质，无毛，生存至2年脱落，常密集于小枝上端部分；多生于萌发条上者为长椭圆状或楔状披针形，长达16厘米以上，顶端渐尖或急尖，边缘中部以上具稀疏的锐锯齿，中部以下常为全缘，基部楔形。花雌雄异株。雄花序单独或数条丛生于叶腋，圆柱状，长1~3厘米，通常不分枝呈单穗状，稀在基部有不显著的极短分枝现象，基部的苞片不孕，孕性苞片近圆形，全缘，背面无毛，仅被有腺体，长约1毫米，每苞片腋内生1雄花。核果球状，外表面具乳头状凸起，径1~1.5厘米，栽培品种可达3厘米左右，外果皮肉质，多汁液及树脂，味酸甜，成熟时深红色或紫红色；核常为阔椭圆形或圆卵形，略成压扁状，长1~1.5厘米，宽1~1.2厘米，内果皮极硬，木质。4月开花，6~7月果实成熟。

【性味归经】 甘、酸，平。归胃、大肠经。

【功效主治】 生津止渴，和胃止呕，收涩止泻。

【用法用量】 生食，煎汤，腌制，研末。

【使用禁忌】 过食杨梅宜损齿，令人发热、生痰。

【精选验方】 ①口渴：杨梅适量，用盐、白糖适量，腌制备用。每次嚼服2~3个。②肠胃不和，呕吐腹泻，或腹痛：鲜杨梅250克，加白酒至淹没杨梅为度，浸泡数日。每次1杯。若不能饮酒者，用杨梅15克煎汤服亦可。③消化不良，便溏腹泻，或久痢不止：干杨梅30克，炒炭存性，研为细末。每次3~6克，米饮送服。

【实用药膳】

紫梅酱

原料：杨梅1000克，紫苏（研细末）250克。

制法：于三伏天取熟透的杨梅洗净，放入瓷盆中，捣烂，置日光下暴晒10日，除去核及皮，加紫苏拌匀，再晒10日，然后装入小口瓷罐内，加盖密封即可。

用法：每次取酱20~30克，加糖或盐调味后食用，每日1~2次，常食。

功效：生津止渴，宽中行气，和胃降逆，涩肠止泻。

适用：暑热伤津，胃肠失调之烦渴咽燥、腹胀肠鸣、呕吐泄泻、纳呆食少等。

杨梅糕

原料：杨梅40颗，面粉50克，牛奶250毫升，白糖250克，鸡蛋4个，油200毫升。

制法：将杨梅用淡盐水洗净，榨取杨梅汁。取蒸盆1个，倒入面粉、白糖、牛奶，打入鸡蛋，再加入植物油、杨梅汁及水，搅拌均匀，制成稀稠适中的面粉糊。蒸盆上笼，蒸约45分钟至熟透后取出，过凉后切块，再放入电烤炉，烤至金黄色时取出，装盘即成。

用法：随意食用。

功效：生津止渴，开胃消食，调理肠胃。

适用：味口不好、积食等。

杨梅绿豆粥

原料：杨梅10颗，糯米150克，白糖15克，绿豆50克，水2 000毫升。

制法：先将糯米、绿豆淘洗干净，用冷水浸泡3小时，捞出，沥干水分。将杨梅漂洗干净。在锅中加入约水，将糯米和绿豆一同放入，先用旺火烧沸，再用小火煮至米花、豆烂，加杨梅、白糖搅拌均匀，盛入碗中即可。

用法：早餐食用。

功效：清热解毒，生津止渴，降低血压。

适用：情绪紧张者。

杨梅甜酒

原料：新鲜杨梅100克，白糖50克。

制法：杨梅洗净后加入白糖，共同捣烂放入瓷罐中，自然发酵1周后成酒，用纱布滤汁（若甜度不够可加适量白糖），再置锅中煮沸，停火冷却后，装瓶密封保存。越陈久者越好，随量饮用。

用法：随意饮用。

功效：清解暑热，止泄。

适用：中暑及治疗暑热泄泻。

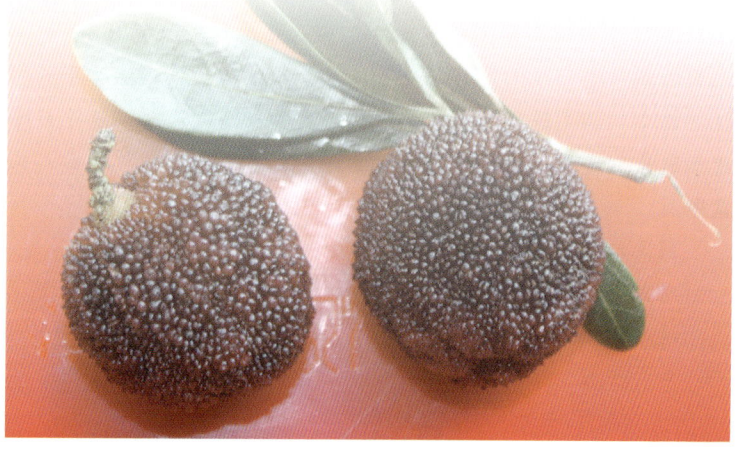

樱桃 (《别录上品》)

【释名】莺桃(《礼注》),含桃(《月令》),荆桃。

【气味】甘,热,涩,无毒。
【主治】调中,益脾气,令人好颜色,美志(《别录》)。止泄精、水谷痢(孟诜)。

叶

【气味】甘,平,无毒。
【主治】蛇咬,捣汁饮,并敷之(颂)。

东行根

【主治】煮汁服,立下寸白蛔虫(大明)

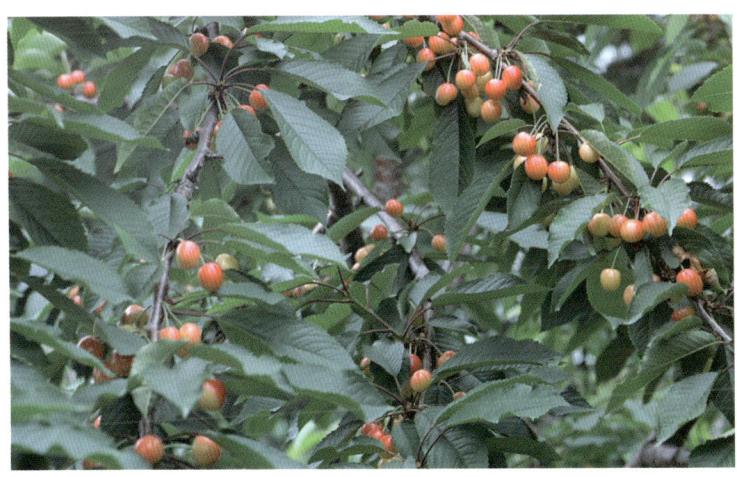

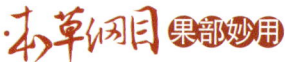

枝

【主治】雀卵班,同紫萍、牙皂、白梅肉研和,日用洗面(时珍)。

花

【主治】面黑粉滓。

【别名】莺桃、荆桃、楔桃、英桃、樱珠。
【来源】为蔷薇科植物樱桃的成熟果实。
【形态特征】落叶乔木。株高可达8米。嫩枝无毛或微被毛。叶卵圆形至卵状椭圆形,长7～16厘米,宽4～8厘米,先端渐尖,基部圆形,边缘具大小不等的重锯齿,锯齿上有腺体,上面无毛或微具毛,下面有稀疏柔毛;叶柄长0.8～1.5厘米,有短柔毛,近顶端有2腺体。花3～6朵成总状花序,花直径1.5～2.5厘米,先叶开放;花梗长约1.5厘米,被短柔毛。萼筒圆筒形,具短柔毛;萼片卵圆形或长圆状三角形,花后反折。花瓣白色。雄蕊多数;子房无毛。核果,近球形,无沟,红色,直径约1厘米。3～4月,果期5月。
【性味归经】甘、微酸,温。归脾、肝经。
【功效主治】益脾胃、滋肝肾、涩精。
【用法用量】内服:生食,或文火煮食,每日20～50克。
【使用禁忌】樱桃不可多食,多食令人呕吐。樱桃性属火,能发虚热喘咳之痰,小儿尤忌。

【精选验方】①麻疹：麻疹流行时，给小儿饮用樱桃汁能够预防感染。②风湿腰腿疼痛：樱桃适量，酒200毫升。将樱桃浸泡酒中7日即可饮用，每日2次，每次10毫升。③烧烫伤：樱桃适量，捣汁敷。

【实用药膳】

樱桃雪耳汤

原料：罐头樱桃30克，水发银耳50克，糖桂花、冰糖各适量。

制法：首先把去蒂洗净的水发银耳，撕成小片，然后放入大碗中备用。在炒锅里，放入适量的开水。然后加入冰糖使其溶化，将银耳下火锅内煮10多分钟，加入糖桂花和樱桃烧沸后，盛入大汤碗内即可。

用法：随意食用。

功效：滋补强壮。

适用：高血压、高脂血病患者。

樱桃核汤

原料：樱桃核9～15克。

制法：将上味加适量水煎服。

用法：每日1剂。

功效：解毒，透疹。

适用：小儿麻疹透发不畅。

樱桃蜜酒

原料：樱桃1 000克，蜂蜜100毫升，白酒1 800毫升。

本草纲目 果部妙用

制法:将樱桃、蜂蜜一同放入酒坛,倒入白酒,密封坛口,浸泡10日后即成。

用法:每日3次,每次15～30毫升。

功效:滋润皮肤,益气,祛风湿。

适用:面色无华、软弱无力、关节麻木等。

樱桃酒

原料:鲜樱桃500克,白酒2 500毫升。

制法:将樱桃去杂质,洗净,放入坛中,倒入白酒,密封坛口,每日摇晃1次,浸泡20日后即成。

用法:每日2次,每次30～50毫升。

功效:益气,祛风湿。

适用:肢体瘫痪或肢体麻木及风湿性关节疼痛、冻疮等。

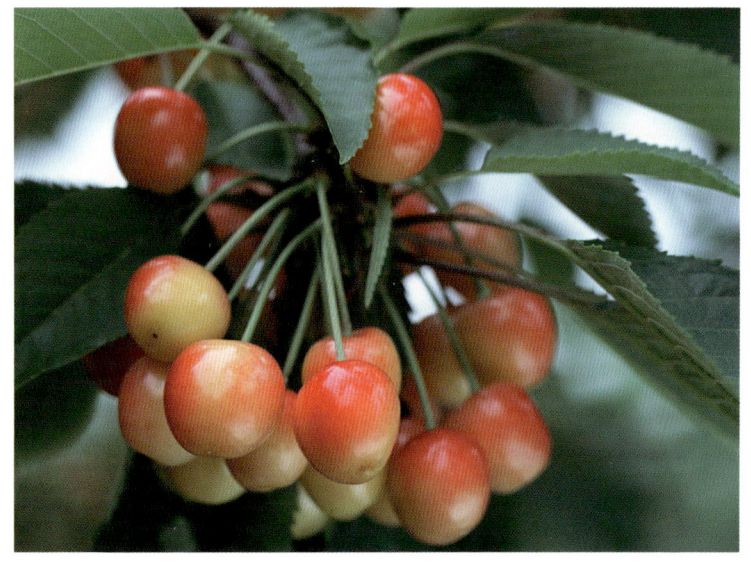

胡桃 （宋《开宝》）

【释名】羌桃（《名物志》），核桃。梵书名播罗师。

核仁

【气味】甘，平、温，无毒。

【主治】食之令人肥健，润肌，黑须发。多食利小便，去五痔。捣和胡粉，拔白须发，纳孔中，则生黑毛。烧存性，和松脂研，敷瘰疬疮（《开宝》）。补气养血，润燥化痰，益命门，利三焦，温肺润肠，治虚寒喘嗽，腰脚重痛，心腹疝痛，血痢肠风，散肿毒，发痘疮，制铜毒（时珍）。

油胡桃

【气味】辛，热，有毒。

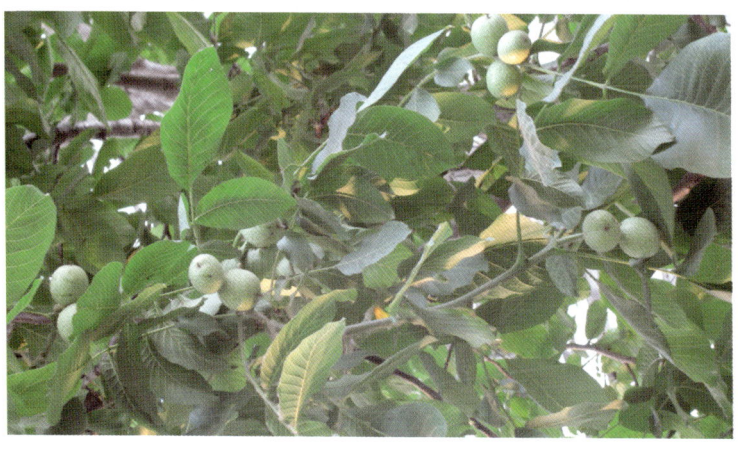

本草纲目 果部妙用

【主治】 杀虫攻毒，治痈肿、疬风、疥癣、杨梅、白秃诸疮，润须发（时珍）。

【附方】

消肾溢精：用胡桃肉、白茯苓各四两，附子一枚去皮切，姜汁、蛤粉同焙为末，蜜丸梧子大。每服三十丸，米饮下。（《普济方》）

久嗽不止：核桃仁五十个煮熟去皮，人参五两，杏仁三百五十个麸炒汤浸去皮，研匀，入炼蜜，丸梧子大。每空心细嚼一丸，人参汤下。临卧再服。（《萧大尹方》）

揩齿乌须：胡桃仁（烧过）、贝母各等分，为散，日用之。（《圣惠方》）

眼目暗昏：四月内取风落小胡桃，每日午时食饱，以无根水吞下，偃卧，觉鼻孔中有泥腥气为度。（《卫生易简方》）

赤痢不止：胡桃仁、枳壳各七个，皂角不蛀者一挺，新瓦上烧存性，研为细末，分作八服。每临卧时一服，二更一服，五更一服，荆芥茶下。（《圣济总录》）

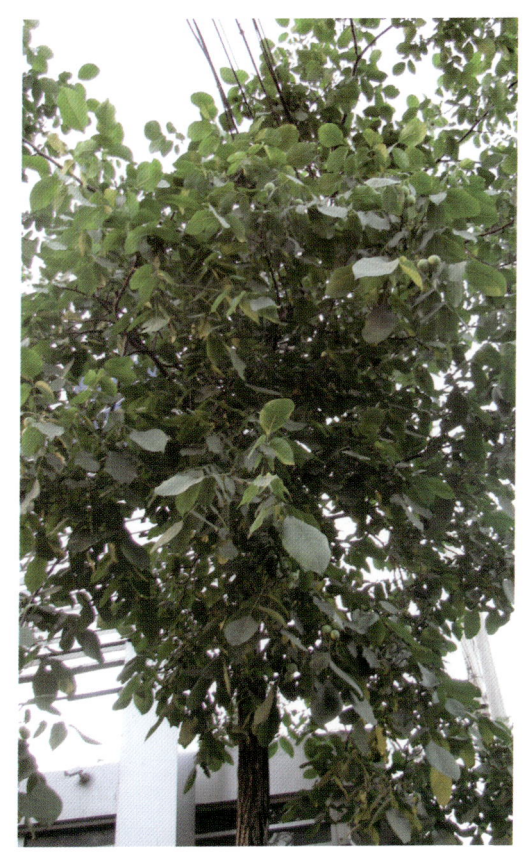

急心气痛：核桃一个，枣子一枚，去核夹桃，纸裹煨熟，以生姜汤一盏，细嚼送下。永久不发，名盏落汤。（《赵氏经验》）

疗疮恶肿：胡桃一个平破，取仁嚼烂，安壳内，合在疮上，频换甚效。（《普济方》）

压扑伤损：胡桃仁捣，和温酒顿服便瘥。（《图经本草》）

疥疮瘙痒：油核桃一个，雄黄一钱，艾叶杵熟一钱，捣匀绵包，夜卧裹阴囊，历效。勿洗。（《集简方》）

胡桃青皮

【气味】苦，涩，无毒。

【主治】染髭及帛，皆黑。

【附方】

乌髭发：胡桃皮、蝌蚪等分，捣泥涂之，一染即黑。也可用青胡桃三枚和皮捣细，入乳汁三盏，于银石器内调匀，搽须发三五次，每日用胡桃油润之，良。（《圣济总录》）

疬疡风：青胡桃皮捣泥，入酱清少许、硇砂少许合匀。先以泔洗，后敷之。（《外台秘要》）

皮

【主治】止水痢。春月斫皮汁，沐头至黑。煎水，可染褐（《开宝》）。

【附方】

染须发：胡桃根皮一秤，莲子草十斤，切，以瓮盛之，入水五斗，浸一月去滓，熬至五斤，入芸薹子油一斗，慢火煎取五升收之。凡用，先以炭灰汁洗，用油涂之，外以牛蒡叶包

住，绢裹一夜洗去，用七日即黑也。(《圣济总录》)

壳

【主治】烧存性，入下血、崩中药（时珍）。

【别名】核桃、羌桃。

【来源】本品为胡桃科植物胡桃的果实

【形态特征】落叶乔木，高达3～5米，树皮灰白色，浅纵裂，枝条髓部片状，幼枝先端具细柔毛；2年生枝常无毛。羽状复叶长25～50厘米，小叶5～9个，稀有13个，椭圆状卵形至椭圆形，顶生小叶通常较大，长5～15厘米，宽3～6厘米，先端急尖或渐尖，基部圆或楔形，有时为心脏形，全缘或有不明显钝齿，表面深绿色，无毛，背面仅脉腋有微毛，小叶柄极短或无。雄柔荑花序长5～10厘米，雄花有雄蕊6～30个，萼3裂；雌花1～3朵聚生，花柱2裂，赤红色。果实球形，直径约5厘米，灰绿色。幼时具腺毛，老时无毛，内部坚果球形，黄褐色，表面有不规则槽纹。花期3～4月，果期8～9月。

【性味归经】甘，涩，性温。归肾、肝、肺经。

【功效主治】补肾固精，温肺定喘，润肠通便。主治腰痛脚弱，尿频，遗尿，阳痿，遗精，久咳喘促，肠燥便秘，石淋及疮疡瘰疬。

【用法用量】内服：煎汤，9～15克；单味嚼服；10～30克；或入丸、散。外用：研末捣敷。

【使用禁忌】有痰火积热或阴虚火旺者忌服。

本草纲目 果部妙用

【精选验方】①百日咳及慢性支气管炎：核桃肉，每次3个，早晚各1次，连续半个月。②虚喘：核桃肉（捣烂）、蜂蜜各1 000克，和匀，用瓶装好，每次1匙，每日2次，开水送下。③乳汁不通：核桃肉5个，捣烂，用黄酒冲服。④乳疮：核桃肉3个，捣烂，山慈菇3克，研末，调匀，黄酒送服。⑤神经衰弱、健忘、失眠、梦多、食欲不振：核桃肉、黑芝麻、桑叶各30克，捣如泥状，作丸，每服10克，每日2次。⑥孕妇胎气上逆：核桃10个，打破，连壳煎汤服。⑦胆结石：核桃肉、冰糖、麻油各500克，同蒸熟，在7～10日内食完。

【实用药膳】

胡桃仁炒韭菜

原料：胡桃仁60克，韭菜150克。

制法：加麻油炒熟，用盐少许调味，佐膳。

用法：佐餐食用。

功效：补肾，壮阳，固精，暖腰膝。

适用：肾虚、阳痿、腰膝冷痛、遗精梦泄、夜多小便等。

核桃仁粥

原料：核桃仁100克，粳米150克。

制法：将核桃仁捣碎，与粳米煮粥服食。

用法：每日1剂。

功效：补肾固精，温肺定喘。

适用：老年虚寒咳嗽。

本草纲目 果部妙用

胡桃红枣粥

原料：胡桃200克，红枣10颗，白米100克。

制法：将胡桃去皮，红枣剥开去核，加适量水以果汁机打成糊状。再以适量水熬煮白米为粥，粥将熟时加入胡桃红枣糊，煮熟即可。

用法：早、晚空腹服用。

功效：补肾，强腰，抗老，乌发。

适用：腰背及下肢无力、早衰发白、肌肤粗糙者。

胡桃补脑酒

原料：胡桃肉、胡桃夹、磁石、菖蒲各30克，黄酒1500毫升。

制法：将上药捣碎，置于瓷坛中，倒入黄酒浸泡，密封，2周后过滤即成。

用法：每日2次，每次15毫升。

功效：益肾补脑。

适用：肾亏所致的耳聋、耳鸣等。

胡桃芡实粥

原料：胡桃仁、芡实、粳米各30克。

制法：胡桃仁、芡实、粳米同入锅中煮成粥。

用法：每晚温热食用。

功效：补肾健脾，填髓益智。

适用：腰膝酸痛等。

荔枝 （宋《开宝》）

【释名】离枝（《纲目》），丹荔。

实

【气味】甘，平，无毒。

【主治】止渴，益人颜色（《开宝》）。通神，益智，健气（孟诜）。治瘰疬瘤赘，赤肿疔肿，发小儿痘疮（时珍）。

【附方】

痘疮不发：荔枝肉浸酒饮，并食之。忌生冷。（《闻人规痘疹论》）

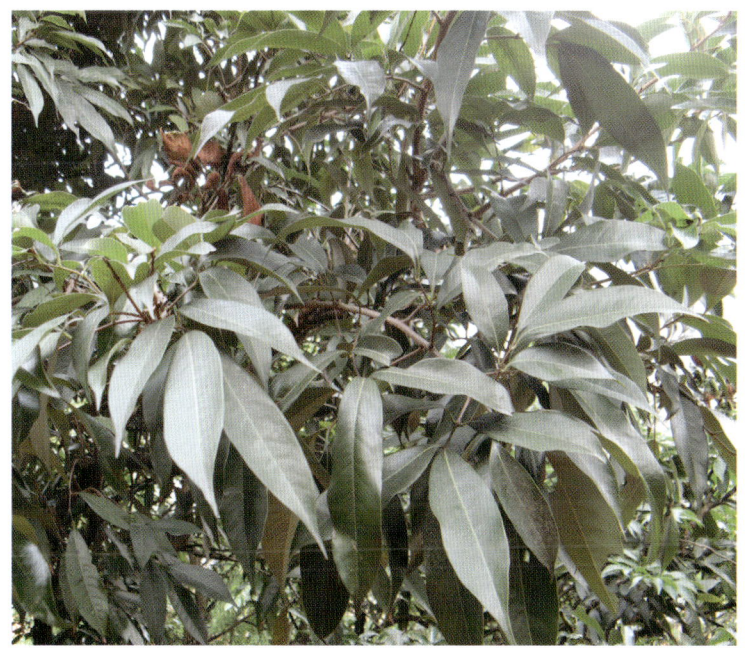

疔疮恶肿：用荔枝五个或三个，不用双数，以狗粪中米淘净为末，与糯米粥同研成膏，摊纸上贴之。留一孔出毒气。（《普济方》）

风牙疼痛：用荔枝连壳烧存性，研末，擦牙即止。乃治诸药不效仙方也。（《普济方》）

风牙疼痛：用大荔枝一个，剔开填盐满壳，煅研，搽之即愈。（《孙氏集效方》）

呃逆不止：荔枝七个，连皮核烧存性，为末。白汤调下，立止。（《医方摘要》）

核

【气味】甘，温，涩，无毒。

【主治】心痛、小肠气痛，以一枚煨存性，研末，新酒调服（宗）。治疝气痛，妇人血气刺痛（时珍）。

【附方】

脾痛不止：荔枝核为末，醋服二钱。数服即愈。（《卫生易简方》）

妇人血气（刺痛）：用荔枝核烧存性半两，香附子炒一两，为末。每服二钱，盐汤、米饮任下。（《妇人良方》）

壳

【主治】痘疮出不爽快，煎汤饮之。又解荔枝热，浸水饮（时珍）。

【附方】

赤白痢：荔枝壳、橡斗壳（炒）、石榴皮（炒）、甘草

（炙）各等份。每以半两，水一盏半，煎七分，温服，日二服。（《普济方》）

花及皮根

【主治】喉痹肿痛，用水煮汁，细细含咽，取瘥止（苏颂）。

【别名】丹荔、丽枝、离枝、勒荔、荔支、火山荔。
【来源】为无患子科植物荔枝的果实。
【形态特征】常绿乔木，高通常不超过10米，有时可达15米或更高，树皮灰黑色；小枝圆柱状，褐红色，密生白色皮孔。叶连柄长10～25厘米或过之；小叶2或3对，较少4对，薄革质或革质，披针形或卵状披针形，有时长椭圆状披针形，长6～15厘米，宽2～4厘米，顶端骤尖或尾状短渐尖，全缘，腹面深绿色，有光泽，背面粉绿色，两面无毛；侧脉常纤细，在腹面不很明显，在背面明显或稍凸起；小叶柄长7～8毫米。花序顶生，阔大，多分枝；花梗纤细，长2～4毫米，有时粗而短；萼被金黄色短绒毛；雄蕊6～7，有时8，花丝长约4毫米；子房密覆小瘤体和硬毛。果卵圆形至近球形，长2～3.5厘米，成熟时通常显暗红色至鲜红色；种子全部被肉质假种皮包裹。花期春季，果期夏季。
【性味归经】甘、微酸，微温。归脾、胃、肝经。
【功效主治】生津止渴，补脾气，益血。
【用法用量】生食，煎汤或煮粥服。
【使用禁忌】阴虚火旺者不宜。荔枝不宜过食。

本草纲目 果部妙用

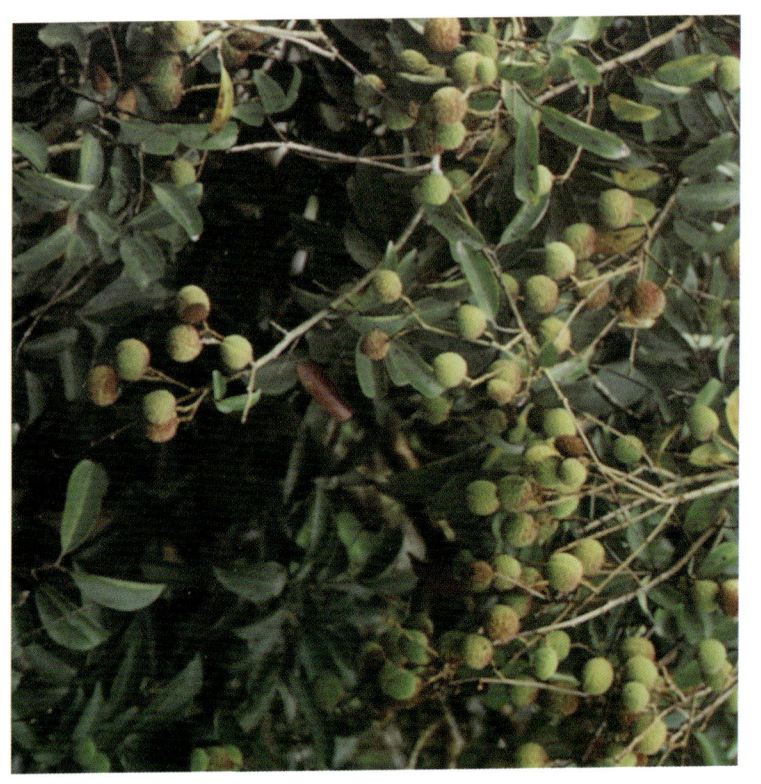

【精选验方】①呃逆不止：荔枝7个，连皮核烧存性；为末，白汤调下。②老人五更泻，粪便溏软：荔枝干，每次5粒，舂米1把，合煮粥食，连服3次；酌加山药或莲子同煮更佳。③疔疮恶肿：荔枝肉、白梅各3个。捣作饼子，贴于疮上。④风火牙痛：大荔枝一个，剔开，填盐满壳，煅研，搽之。⑤孕妇堕胎后下血不止及产后出血：荔枝干7个（连壳和核一起打破），用两碗水煎至一碗服下。⑥小儿遗尿：每日吃荔枝干10个。⑦妇女虚弱贫血：荔枝干、大枣各7个，水煎服，每日1剂。

【实用药膳】

荔枝粥

原料：荔枝肉50克，莲子、山药各10克，粳米100克，白糖适量。

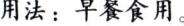

制法：先将山药去皮切丁，莲子去皮心，荔枝肉切丁，米洗净。将米与莲子加水煮至将熟后入山药和荔枝丁，继续煮沸即成。

用法：早餐食用。

功效：补脾补血。

适用：贫血、老年人晨间腹泻（五更泻）等。

荔枝枣泥羹

原料：干红枣、干荔枝各10个。

制法：将干红枣煮熟，去皮、核后制成枣泥。干荔枝剥皮、去核取肉，入枣泥，加水以文火略煮。

用法：温热食用。

功效：补脾生血，止遗尿。

适用：小儿遗尿。

荔枝杏仁茶

原料：干荔枝50克，茶叶3克，杏仁10克，白糖适量。

制法：将荔枝、杏仁、茶叶同放入沙锅中，加适量水，煎煮20分钟，去渣取汁，加入白糖，搅匀即成。

用法：不拘时饮用。

功效：理气化痰，以清痰结。

适用：甲状腺肿大、甲状腺瘤等。

龙眼

（《别录中品》）

【释名】龙目（吴普），圆眼（俗名），益智（《别录》），亚荔枝（《开宝》）。

实

【气味】甘，平，无毒。

【主治】五脏邪气，安志厌食。除蛊毒，去三虫。久服强魂聪明，轻身不老，通神明（《别录》）。开胃益脾，补虚长智（时珍）。

【附方】

思虑过度，劳伤心脾，健忘怔忡，虚烦不眠，自汗惊

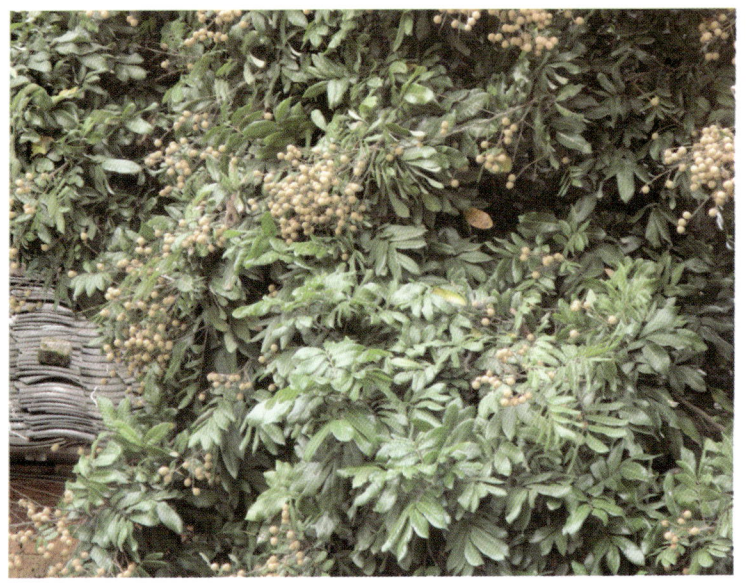

悸：用龙眼肉、酸枣仁（炒）、黄芪（炙）、白术（焙）、茯神各一两，木香半两，炙甘草二钱半，咀。每服五钱，姜三片，枣一枚，水二盅，煎一盅，温服。（《济生方》）

核

【主治】狐臭。六枚，同胡椒二七枚研，遇汗即擦之（时珍）。

【别名】桂圆、益智、羊眼（云南方言）、牛眼（部分客家语）。

【来源】为无患子科植物龙眼的果实。

【形态特征】乔木或灌木，高3～10米。树皮灰色。叶互生；叶柄长0.5～3厘米；叶片革质或近革质，长圆形，宽2～10厘米，先端短渐尖、急尖或钝，基部楔形，边缘具疏锯齿或细齿，中脉和侧脉在两面均隆起，网脉明显。花两性，辐射对称，总状花序。腋生或生于小枝已落叶腋部，长7～15厘米；花梗常双生，基部或下半部彼此贴生；苞片披针形；花被管长13～16毫米，白色或淡黄色；雄蕊4，着生于花被片檐部，花药椭圆状；花盘4裂；子房无毛。坚果椭圆形，长1.5～1.8厘米，先端具短尖，果皮黑色。花期5～7月，果期10～12月。

【性味归经】甘，温。归心、脾经。

【功效主治】补心脾、益气血。主治惊悸失眠，面色萎黄，少气乏力。

【用法用量】内服：煎汤，10～15克，大剂量30克。

【使用禁忌】患有外感实邪，痰饮胀满者勿食龙眼肉。

本草纲目 果部妙用

【精选验方】①心悸怔忡：龙眼肉，每日嚼食30克。②失眠、心脾血虚症者及大便下血数日不愈者：龙眼肉，蒸熟每日食之，食至500多克。③贫血体弱，心悸失眠，精神不振：龙眼肉10克，莲子15克，糯米60克，煮粥每日早晚食。④贫血体弱：龙眼肉10克，花生米（连红衣）12克，水煎服。⑤失眠、心悸：龙眼肉、炒酸枣仁各10克，芡实12克，煮汤睡前饮。⑥产后浮肿：龙眼干、大枣、生姜各适量，水煎服。⑦脾虚泄泻：龙眼干14枚，生姜3片，水煎服。

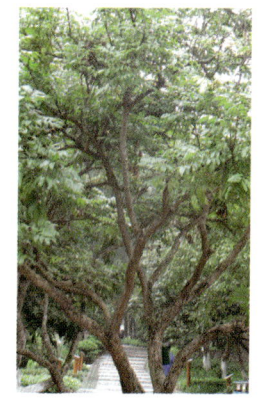

【实用药膳】

龙眼肉粥

原料：龙眼肉、粳米各100克。

制法：将上两味同煮作粥。

用法：可任意食用。

功效：益心脾，安心神。

适用：心悸、失眠、健忘、贫血等。

龙眼童子鸡

原料：童子鸡1只，干龙眼肉100克，料酒100毫升，葱、姜、盐各适量，水400毫升。

制法：将童子鸡宰杀，去内脏、鸡爪，腿放在鸡翅下，在沸水中略烫，捞出置入瓦盅。再加入干龙眼肉、料酒、葱、姜、盐，加水隔水蒸炖1小时，去葱、姜服食。

用法：佐餐食用。

功效：养心安神，益精髓。

适用：更年期综合征，表现为心悸健忘、失眠多梦、注意力不集中、疲倦耳鸣等。

龙眼枸杞茶

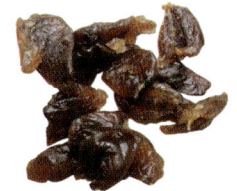

原料：龙眼肉、枸杞子各10克。

制法：首先分别把龙眼肉和枸杞子洗净，然后放入杯中，用沸水冲泡10分钟后饮用即可。

用法：代茶饮用，可反复冲泡2~3次，最后将龙眼、枸杞嚼食。

功效：补血益肝，宁心安神。

适用：血虚心悸、目眩、失眠等。

龙眼酒

原料：龙眼肉250克，白酒2 500毫升。

制法：将龙眼肉放入酒坛，倒入白酒，加盖密封坛口，每日摇晃1次，浸泡15日后即成。

用法：每日2次，每次饮服20~30毫升。

功效：益心脾，补气血，安心神。

适用：虚劳羸弱、惊悸、失眠、怔忡、健忘等。

龙眼洋参茶

原料：龙眼肉15克，西洋参3克，白糖适量。

制法：西洋参润透后切成薄片。将龙眼肉、洋参片、白糖放杯中，沸水冲泡，加盖闷10分钟后即可饮用。

用法：每日1剂，不拘时饮服。随饮随添加开水，泡至味淡为止。龙眼肉、洋参片可嚼食。

功效：安神益智，补气养心。

适用：早衰健忘、中年人记忆力减退、老年性痴呆、心悸、怔忡、神经衰弱等。

橄榄 (宋《开宝》)

【释名】青果（《梅圣俞集》），忠果（《记事珠》），谏果（《农书》）。

实

【气味】酸、甘，温，无毒。

【主治】生食、煮饮，并消酒毒，解鲐鱼毒（《开宝》）。生啖、煮汁，能解诸毒（苏颂）。生津液，止烦渴，治咽喉痛。咀嚼咽汁，能解一切鱼、鳖毒（时珍）。

【附方】

初生胎毒：小儿落地时，用橄榄一个烧研，朱砂末五

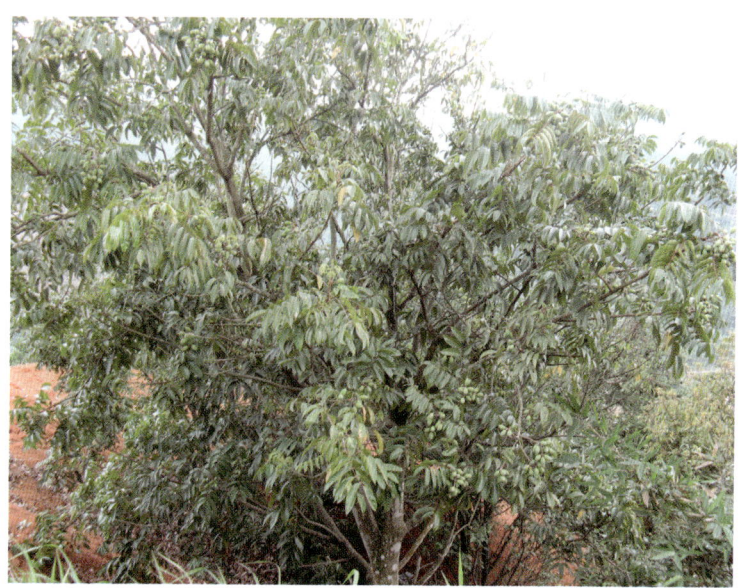

分和匀，嚼生脂麻一口，吐唾和药，绢包如枣核大，安儿口中，待唾一个时顷，方可与乳。此药取下肠胃秽毒，令儿少疾，及出痘稀少也。（《孙氏集效方》）

唇裂生疮：橄榄炒研，猪脂和涂之。

牙齿风疳（脓血有虫）：用橄榄烧研，入麝香少许，贴之。（《圣惠方》）

下部疳疮：橄榄烧存性，研末，油调敷之。或加孩儿茶等分。（《乾坤生意》）

榄仁

【气味】甘，平，无毒。
【主治】唇吻燥痛，研烂敷之（《开宝》）。

核

【气味】甘，涩，温，无毒。

【主治】磨汁服，治诸鱼骨鲠，及食成积，又治小儿痘疮倒。烧研服之，治下血（时珍）。

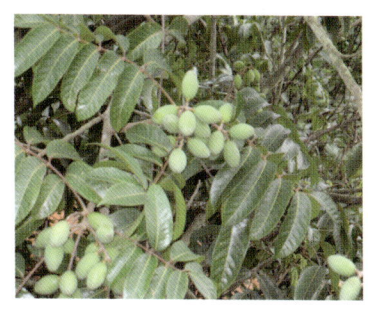

【附方】

肠风下血：橄榄核，灯上烧存性，研末。每服二钱，陈米饮调下。（《仁斋直指方》）

阴肾肿：橄榄核、荔枝核、山楂核等分，烧存性，研末。每服二钱，空心茴香汤调下。

耳足冻疮：橄榄核烧研，油调涂之。（《乾坤生意》）

【别名】 橄棪、青果、青子、橄榄子、余甘子、青橄榄。

【来源】 为橄榄科乔木植物橄榄的果实。

【形态特征】 常绿乔木，高10~20米。有胶粘性芳香的树脂。树皮淡灰色，平滑；幼枝、叶柄及叶轮均被极短的柔毛，有皮孔。奇数羽状复叶互生，长15~30厘米；小叶11~15，长圆状披针形，长6~15厘米，宽2.5~5厘米，先端渐尖，基部偏斜，全缘，秃净，网脉两面均明显，下面网脉上有小窝点，略粗糙。圆锥花序顶生或腋生，与叶等长或略短；萼杯状，3浅裂，稀5裂；花瓣3~5白色，芳香，长约为萼之2倍；雄蕊6，插生于环状花盘外侧；雌蕊1，子房上位。核果卵形，长约3厘米，初时黄绿色，后变黄白色，两端锐尖。花期5~7月，果期8~10月。

【性味归经】 甘、酸，凉。归肺、胃经。

【功效主治】 清肺利咽，生津止渴，解毒。

【用法用量】 嚼含，绞汁，煎汤，熬膏。

【使用禁忌】 橄榄颜色若特别青绿无黄色，可能是因为被矾水泡过，不宜药用。

【精选验方】 ①咽喉肿痛：橄榄20克，生地、玄参、麦冬各10克，煎汤代茶饮，每日1剂，连服5~7日。②暑热伤津，口渴心烦等症：橄榄单味服食，或捣汁配入梨汁、甘蔗汁中饮用。③慢性萎缩性胃炎：橄榄20克，山楂15克，炒谷芽、炒麦芽各10克。每日1剂，水煎服。④胎动不安：橄榄10~15枚，去核，置猪肚内炖熟，食肉喝汤，每周1~2次。⑤醉酒：去核橄榄肉10个，煎汤代茶饮。⑥牙龈溃烂：用盐橄榄2~3个，连皮带核，火中煅过存性，加冰片1~2克，香油调和，外搽，每日数次。⑦咳嗽：鲜橄榄3~5枚，鲜萝卜1个，萝卜切开，共煮代茶饮，连服数日。

⑧麻疹：鲜橄榄、甘草各3克，橄榄打破与甘草同煎服，每日1次，连服7日。

【实用药膳】

橄榄粥

原料：橄榄肉10个，白萝卜1个，粳米100克，白糖适量。

制法：首先将橄榄肉、白萝卜（洗净）分别切成米粒状。然后洗净粳米，再把洗净的米放进开水锅内煮沸，加入橄榄肉、白萝卜和白糖，转小火熬成粥即成。

用法：早餐食用。

功效：生津止渴，清肺利咽。

适用：咳嗽气喘、痰涎壅盛、百日咳、咽喉肿痛、酒后昏闷、肠风下血、痢疾等。

橄榄酸梅汤

原料：鲜橄榄（带核）60克，酸梅10克。

制法：将上两味稍加捣烂，加清水720毫升煎成240毫升，去渣加白砂糖适量，调味饮用。

用法：任意饮用。

功效：清热解毒，生津止渴。

适用：急性咽炎、急性扁桃腺炎、咳嗽痰稠、酒毒烦渴等。

橄榄生姜茶

原料：取橄榄7枚，生姜5片，红糖15克。

制法：将橄榄洗净捣碎，加入红糖、生姜，水200毫升，文火煎10分钟，然后滤出汤汁待温饮用。

用法：每日2次。

功效：止痢消炎。

适用：肠炎、痢疾、腹泻等。

橄榄茶

原料：鲜橄榄1 000克，绿茶2克，清水1 000毫升。

制法：将橄榄洗净，捣烂，加入绿茶和清水，用大火煮沸，再改用文火煎至500毫升，去渣留汁，即成。

用法：用消毒棉花吸此药茶敷患处，每日2～3次。

功效：清热利湿，解毒止痒。

适用：阴囊湿疹、浅表溃疡、急性女阴溃疡等。

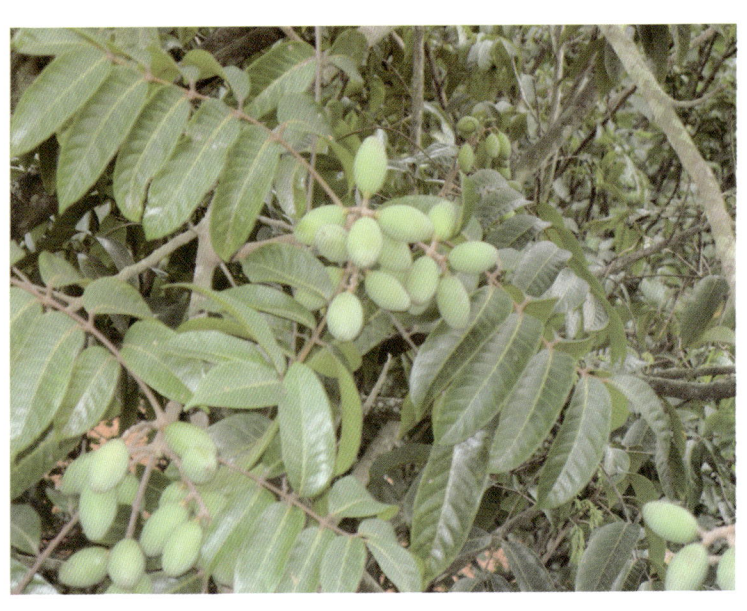

五敛子

(《纲目》)

【释名】五棱子(《桂海志》),阳桃。

实

【气味】酸,甘,涩,平,无毒。
【主治】风热,生津止渴(时珍)。

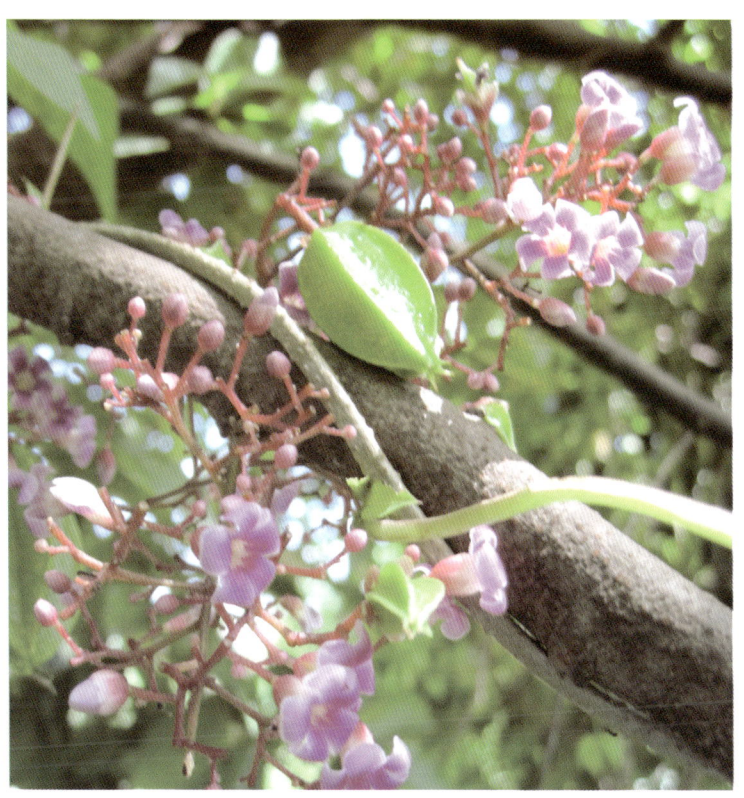

本草纲目 果部妙用

【别名】 三廉、羊桃、阳桃、杨桃、山敛、五棱子、三敛子。

【来源】 为酢浆草科植物阳桃的果实。

【形态特征】 灌木或小乔木，高可达8米。羽状复叶长10~15厘米，有小叶5~9枚，叶柄及总轴被柔毛；小叶卵形至椭圆形，长3~6厘米，先端渐尖，基部偏斜，下面近无毛或薄被柔毛，具短柄。总状花序小，腋生，长约3厘米；花长5~6毫米，近钟形；萼红紫色，长约为花瓣之半；花瓣白色至淡紫色；雄蕊10，其中5枚较短的无药；子房5裂，5室，每室有胚珠多颗，花柱5。浆果卵状或椭四状，长5~8厘米，3~5棱，绿色或绿黄色。花期春末至秋。

【性味归经】 甘，微酸，平，微寒。归肺、心、小肠经。

【功效主治】 顺气润肺，去痰，保护气管，降血压，祛风热，利尿，解酒，生津止渴，助消化，滋养。主治口腔溃烂，咽喉发炎，咳嗽，胸闷欲呕，消化不良等症。

【用法用量】 切片沾少许盐或榨汁食用。

【使用禁忌】 多吃容易腹泻，会影响食欲及消化吸收力。如果用来制作水果料理，切忌冰凉食用。肾脏病患者尽量不吃。

【精选验方】 ①风热咳嗽：阳桃鲜食。②通石淋：阳桃3~5枚，和蜜煎汤服。③疟母痞块：阳桃5~8枚，捣烂绞汁。每次1杯，每日2次。④跌打肿痛，痈疽肿毒：新鲜阳桃叶适量。将新鲜阳桃叶捣烂，敷于患处。

【实用药膳】

鲜阳桃汁

原料：阳桃适量。

制法：将鲜阳桃切碎、捣烂。

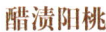

用法：以凉开水冲服，每日2～3次，每次1～2个。

功效：去风热，利小便。

适用：骨节风痛、小便涩热、热毒、痔疮出血等。

醋渍阳桃

原料：新鲜阳桃1枚，红醋50毫升。

制法：将阳桃以清水洗净，后用水果刀一分为二；将鲜果放入杯中，加红醋浸10分钟后取出。

用法：慢慢嚼服。

功效：消食和中。

适用：消化不良、胸闷腹胀等。

糖渍阳桃

原料：新鲜阳桃100克，白糖50克。

制法：用清水将阳桃洗净，后用水果刀将之切开，摆入盘中；将白糖均匀撒在鲜果上，腌30分钟后。

用法：慢慢嚼服。

功效：消暑利水。

适用：伤暑伤湿所引起的腹泻。

阳桃芡米粥

原料：阳桃、晚米各100克，芡米、白糖各50克。

制法：阳桃洗净，切成果丁，晚米以清水淘洗干净；将阳桃丁、芡米、晚米同放入一大瓦罐中，加清水750毫升，以小火慢炖60分钟，再加入白糖即成。

用法：早餐食用。

功效：健脾益胃。

适用：可作为大病初愈患者的主食。健康人食之能增进食欲，强身健体。

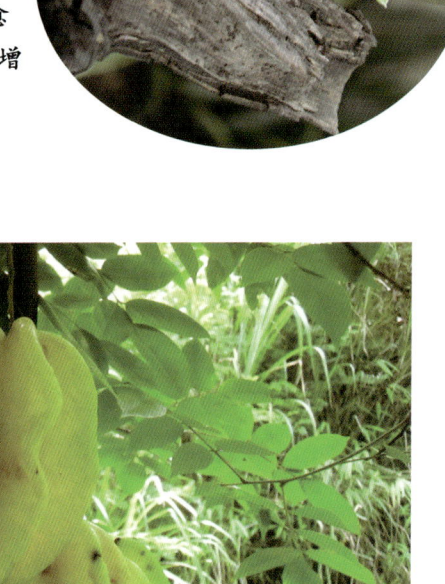

榧实 （《别录下品》）

【释名】子（《神农》），赤果（《日用》），玉榧（《日用》），玉山果。

榧实

【气味】甘，平，涩，无毒。

【主治】常食，治五痔，去三虫蛊毒，鬼疰恶毒（《别录》）。消谷，助筋骨，行营卫，明目轻身，令人能食。多食一二升，亦不发病（孟诜）。

子

【气味】甘，温，有毒。

【主治】腹中邪气，去三虫，蛇螫蛊毒，鬼疰伏尸（《本经》）。

【附方】

寸白虫：用榧子一百枚，去皮火燃，啖之，经宿虫消下也。胃弱者啖五十枚。（《外台秘要》）

令发不落：榧子三个，胡桃二个，侧柏叶一两，捣浸雪水梳头，发永不落且润也。（《圣惠方》）

卒吐血出：先食蒸饼两三个，以榧子为末，白汤服三钱，日三服。（《圣济总录》）

榧华

【气味】苦。

【主治】水气，去赤虫，令人好色，不可久服（《别录》）。

【别名】彼子、榧子、柀子、赤果、玉榧、香榧、玉山果、野杉子。

【来源】为红豆杉科植物榧的种子。

【形态特征】常绿乔木，高达25米，胸径55厘米，树皮淡灰黄色、深灰色或灰褐色，不规则纵裂。小枝近对生或轮生，一年生小枝绿色，二至三年生小枝黄绿色、淡褐色或暗绿黄色，稀淡褐色。叶条形，通常直，长1.1~2.5厘米，宽2.5~4厘米，先端凸尖或具刺状短尖头，基部圆，上面光绿色，中脉不明显，有2条稍明显的纵槽，下面淡绿色，气孔带与中脉带近等宽，绿色边带与孔带等宽或稍宽。雌雄异株，雄球花单生叶腋，雌球花成对生于叶腋，基部各有2对交叉对生的苞片及外侧的一小苞片，胚珠直立，单生于假种皮上。种子椭圆形、卵圆形、倒卵形或长椭圆形，长2~4.5厘米，径1.5~2.5厘米，熟时假种皮淡紫褐色，有白粉，先端有小凸尖头，胚乳微皱。花期4月，种子翌年10月成熟。

【性味归经】甘，平。归肺、胃、大肠经。

【功效主治】杀虫，消积。主治各种虫症，如蛔虫、蛲虫、姜片虫、绦虫等；饮食积滞；痔疮或肠燥便秘。

【用法用量】生嚼或炒熟食用。

【使用禁忌】食用过多则滑肠，故不宜多食，肠滑便溏者不宜食。

【精选验方】 ①寸白虫：榧子，每日7颗，连食7日。②白虫：榧子100枚。去皮，火燃啖之，能食尽佳，不能者，但啖五十枚亦得，经宿虫消自下。③十二指肠虫、蛔虫、蛲虫等：榧子（切碎）、使君子仁（切细）、大蒜瓣（切细）各50克，水煎去渣，每日3次，食前空腹时服。④卒吐血出：先食蒸饼3个，以榧子为末，白汤服9克，每日3次。

【实用药膳】

炒香榧

原料：香榧子250～500克。

制法：于每年10～11月间香榧子成熟时采摘，除去肉质外皮，取出种子，晒干；再将榧子仁微炒至外表褐黑，内仁黄黑，发出焦香味为度。

用法：每日吃香榧子肉10～15克，连吃15～30日，直至大便中钩虫卵消失为止。

功效：消积杀虫。

适用：小儿钩虫病。

榧子韭菜醋膏

原料：榧子仁、韭菜叶、米醋各适量。

制法：将榧子仁捣碎研细，用米醋调成糊状；韭菜叶捣烂为泥，掺入稀糊内，调匀即成。

用法：敷于患处用消毒纱布包好固定，每日换药1次。

功效：清热解毒。

适用：乳腺炎。

本草纲目 果部妙用

海松子

（宋《开宝》）

【释名】 新罗松子。

仁

【气味】 甘，小温，无毒。

【主治】 骨节风，头眩，去死肌，变白，散水气，润五脏，不饥（《开宝》）。逐风痹寒气，虚羸少气，补不足，润皮肤，肥五脏（《别录》）。润肺，治燥结咳嗽（时珍）。

【附方】

肺燥咳嗽：用松子仁一两，胡桃仁二两研膏，和熟蜜半两收之。每服二钱，食后沸汤点服。（《外台秘要》）

小儿寒嗽（或作壅喘）：用松子仁五个，百部（炒）、麻黄各三分，杏仁四十个（去皮尖，以少水略煮三五沸），化白

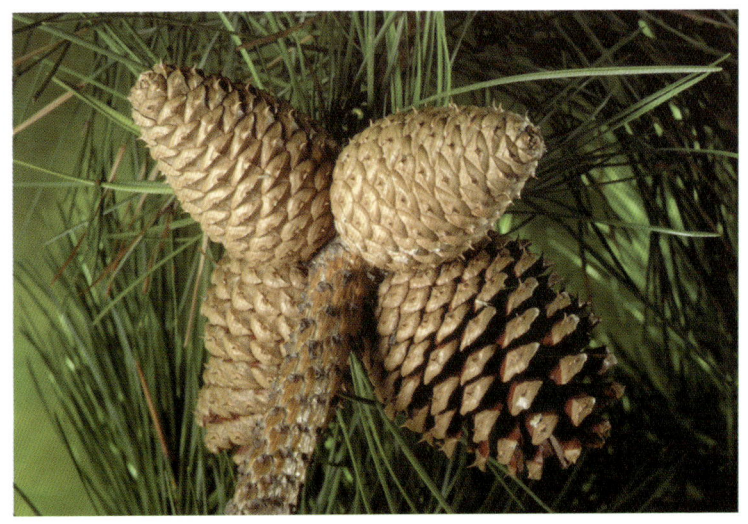

糖丸芡子大。每食后含化十丸，大妙。（《钱乙小儿方》）

大便虚秘：松子仁、柏子仁、麻子仁等分，研泥，溶白蜡和，丸梧子大。每服五十丸，黄芪汤下。

【别名】 松子、松子仁、果松、红果松、新罗松子。

【来源】 为松科植物红松的种子。

【形态特征】 乔木，高50米，胸围1米，幼树皮灰褐色，大树皮灰褐色或灰色，不规则鳞片状纵，脱后露出红褐色内皮。一年生枝密生黄褐色柔毛；冬芽淡红褐色，长圆状卵形，先端尖。针叶5针一束，长6～12厘米，粗硬，直，边缘有锯齿，背面通常无气孔线，腹面每侧有6～8条气孔线，横切面近三角形，内见3个树脂道，中生，叶鞘早落。雄球花椭圆状圆柱形，红黄色，长7～10毫米，密集新枝下部成穗状；雌球花绿褐色，圆柱状卵圆形，直立，单生或数个集生。球果圆锥状卵圆形、圆锥状长卵圆形或卵状长圆形，长9～14厘米，径6～8厘米，梗长1.5厘米，熟后种鳞张开；种鳞菱形先端钝，向外反曲，鳞盾黄褐色，三角形或斜方状三角形，外面有皱纹，鳞脐不显着。种子大，暗紫褐色或褐色，倒卵状三角形，微扁，长1.2～1.6厘米。花期6月，果熟期翌年9～10月。

【性味归经】 甘，微温。归肝、肺、大肠经。

【功效主治】 润燥，养血，祛风。主治肺燥干咳，大便虚秘，诸风头眩，骨节风，风痹。

【用法用量】 内服：煎汤，10～15克；或入丸、膏中。

【使用禁忌】 精滑者忌用；有湿痰者也禁。

本草纲目 果部妙用

【精选验方】 ①心神恍惚，饮食不甘，遗精滑泄：松实仁、金樱子、枸杞子各240克，麦冬（不去心）300克，熬膏，少加炼蜜收，每早晚白汤调服10余匙。②肺燥咳嗽：松子仁30克，胡桃仁60克。研膏，和熟蜜15克收之，每服6克，食后沸汤点服。③老人虚秘：柏子仁、大麻子仁、松子仁各等份，同研，溶白蜡丸桐子大。以少黄丹汤服20~30丸，饭前服。④润心肺，和大肠：松子同米煮粥食。

【实用药膳】

松子蛋汤

原料：海松子、鲜菜心各50克，鸽蛋20个，水发香菇30克，水发木耳20克，鸡骨300克，葱花4克，盐5克，味精、醋、胡椒粉各1克。

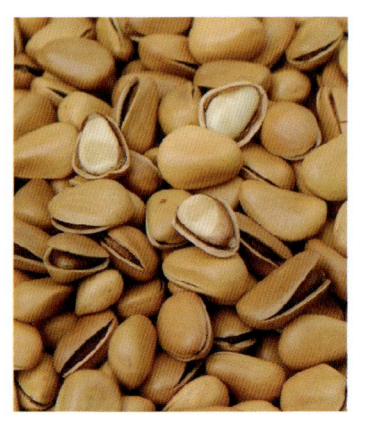

制法：海松子仁洗净打碎入锅，鸡骨熬成汤汁900毫升，滤去渣骨，留松子鸡汤待用。鸽蛋煮熟去壳。水发香菇、水发木耳、鲜菜心切片，入汤中氽几分钟。中火将松子鸡汤烧开，加香菇片、木耳、鲜菜心、鸽蛋、胡椒粉、味精、醋、葱花调好味。

用法：佐餐食用。

功效：滋养强精，四季驻颜，延缓衰老。

适用：养颜美容。

松子粳米粥

原料：松子仁、粳米各50克，蜂蜜10克。

制法：将松子碾碎，与粳米一同放入锅中熬煮成粥，出锅前调入蜂蜜，搅拌均匀即可。

用法：每日早、晚食用。

功效：滋阴润燥，增强体质。

适用：中老年人早衰、头晕目眩、咳嗽及便秘等。

松仁玉米

原料：松子仁100克，玉米粒200克，盐、味精各1克，白糖3克，油15克。

制法：锅内倒入油，油热后放入松子仁、玉米迅速地翻炒，然后调入白糖、盐、味精搅拌均匀即可。

用法：佐餐食用。

功效：开胃健脾，滋阴润燥。

适用：便秘、咳嗽、失眠、遗精、早泄等。

五仁汤

原料：松子仁、柏子仁各15克，郁李仁3克，杏仁、桃仁各30克。

制法：将以上五味一同放入锅中，加水煎煮30分钟，取汁即可。

用法：每日1剂，分2次温服。

功效：润肠通便。

适用：大便秘结、老年及产妇血瘀便秘等。

槟榔 （《别录中品》）

【释名】宾门（《李当之药录》），仁频，洗瘴丹。

槟榔子

【气味】苦、辛，温，涩，无毒。

【主治】消谷逐水，除痰，杀三虫、伏尸、寸白（《别录》）。治泻痢后重，心腹诸痛，大小便气秘，痰气喘急，疗诸疟，御瘴疠（时珍）。

【附方】

呕吐痰水：白槟榔一颗烘热，橘皮二钱半（炙），为末。水一盏，煎半盏，温服。（《千金方》）

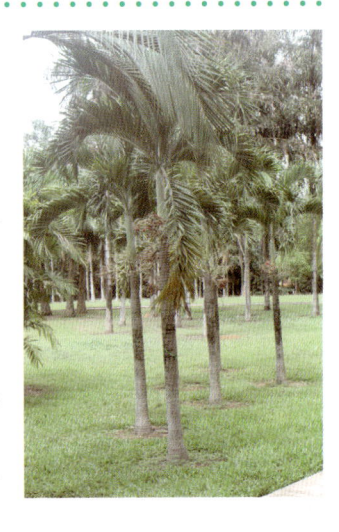

伤寒痞满：槟榔、枳实等分，为末。每服二钱，黄连煎汤下。（《宣明方》）

伤寒结胸：槟榔二两，酒二盏，煎一盏，分二服。（《庞安时伤寒论》）

心脾作痛：鸡心槟榔、高良姜各一钱半，陈米百粒，同以水煎，服之。（《任斋直指方》）

脚气胀满：用槟榔仁为末，以槟榔壳煎汁或茶饮、苏汤或豉汁调服二钱，甚利。（《外台秘要》）

小便淋痛：槟榔、赤芍药各半两，为末。每服三钱，入

灯心，水煎，空心服，日二服。（《十便良方》）

金疮恶心：白槟榔四两，橘皮一两，为末。每空心生蜜汤服二钱。（《圣惠方》）

丹从脐起：槟榔末，醋调敷之。（《本事方》）

小儿头疮：水磨槟榔，晒取粉，和生油涂之。（《圣惠方》）

【别名】仁频、宾门、白槟榔、橄榄子、槟榔玉、槟榔子、大腹槟榔。

【来源】本品为棕榈科植物槟榔的干燥成熟种子。

【形态特征】乔木，高10多米，最高可达30米。茎直立，有明显的环状叶痕。叶簇生于茎顶，长1.3～2米，羽片多数，两面无毛，狭长披针形，长30～60厘米，宽2.5～4厘米，上部的羽片合生，顶端有不规则齿裂。雌雄同株，花序多分枝，花序轴粗壮压扁，分枝曲折，长25～30厘米，上部纤细，着生1列或，2列的雄花，而雌花单生于分枝的基部；雄花小，无梗，通常单生，很少成对着生，萼片卵形，长不到1毫米，花瓣长圆形，长4～6毫米，雄蕊6枚，花丝短，退化雌蕊3枚，线形；雌花较大，萼片卵形，花瓣近圆形，长1.2～1.5厘米，退化雄蕊6枚，合生；子房长圆形。果实长圆形或卵球形，长3～5厘米，橙黄色，中果皮厚，纤维质。种子卵形，基部截平，胚乳嚼烂状，胚基生。花果期3～4月。

【性味归经】苦，辛，温。归胃、大肠经。

【功效主治】驱虫，消积，下气，行水，截疟。主虫积，食滞，脘腹胀痛，泻痢后重，脚气，水肿，疟疾。

【用法用量】内服：煎汤，6～15克，单用杀虫，可用60～120克；或入丸、散。

【使用禁忌】气虚下陷者禁服。

本草纲目 果部妙用

【精选验方】 ①醋心吐水：槟榔200克，橘皮50克，为末。每服方寸匕，空心生蜜汤调下。②腰重作痛：槟榔适量，为末，酒服5克。③诸虫在脏，久不瘥者：槟榔25克（炮）为末，每服10克，以葱、蜜煎汤调服5克。④绦虫、蛔虫、鞭虫、姜片虫及幽门螺杆菌感染等病症：新鲜槟榔120克，先将槟榔洗净切碎，放入瓦罐中，加开水500毫升，浸泡120分钟，后以中火煎至200毫升，滤出汁液，清晨空腹顿服。⑤用气上冲、心闷欲死：新鲜槟榔3枚，生姜20克，槟榔洗净后以杵捣烂备用；生姜洗净，捣烂后，绞取姜汁，与槟榔同放锅中，加水100毫升，煮沸后续煎5分钟，待用饮汤。⑥小儿营养不良：槟榔炭、白术、荷叶、贯众各10克，鸡内金、水红子各15克，党参25克，山药20克，木香、芜荑各7.5克，水煎服，每日1剂，每日3次。⑦流行性感冒：槟榔、黄芩各15克，水煎服。

【实用药膳】

乌药槟榔饮茶

原料：乌药9克，槟榔1个。
制法：将以上药加水碾磨为浆。
用法：以温开水冲饮。
功效：杀虫镇痛。
适用：虫积腹痛难忍，动则痛剧，可感腹内肿块上下滑动。

槟榔粥

原料：槟榔10克，粳米50克，糖适量。
制法：先将捣碎的槟榔，装入纱布袋内，然后和洗净的粳米，一同放入沙锅内，再加入水熬煮，至米烂粥成，加入白糖调味即可。

用法：早餐食用。

功效：益气和胃，消积导滞，利水消肿，杀虫通便。

适用：脾虚湿阻、食积气滞之脘腹胀痛、嗳气厌食，或水肿脚气，或虫积腹痛等。

槟榔橘皮茶

原料：白槟榔1枚，橘皮1克。

制法：首先把槟榔煨熟，橘皮用蜂蜜焯过；再将2味干燥后，研为细末，同置于小锅中，加入水150毫升，煎煮至水去75毫升，滤渣取汁备用。

用法：每日1剂，1次顿饮，不效可连服3日。

功效：顺气消积，降逆和胃。

适用：湿阻气逆、食积不化之脘腹胀满、恶心呕吐、嗳腐吞酸、食欲不振等。

槟榔露酒

原料：槟榔、橘皮各35克，青皮、玫瑰花各15克，砂仁8克，冰糖适量，黄酒2 500毫升。

制法：将诸药制成粗末，装入纱布袋内，与黄酒共置入酒坛中，文火煮30分钟，加入少量冰糖，取出药袋，密封3日后即成。

用法：每日2次，每次20毫升。

功效：疏肝解郁。

适用：气郁型黄褐斑及平素胸闷胁痛、情志抑郁、食欲不振、月经不调等。

本草纲目 果部妙用

大腹子

(宋《开宝》)

【释名】大腹槟榔(《图经》),猪槟榔。

大腹子

【气味】辛,涩,温,无毒。
【主治】与槟榔同功(时珍)。

大腹皮

【气味】辛,微温,无毒。
【主治】冷热气攻心腹,大肠蛊毒,痰膈醋心。并以姜、

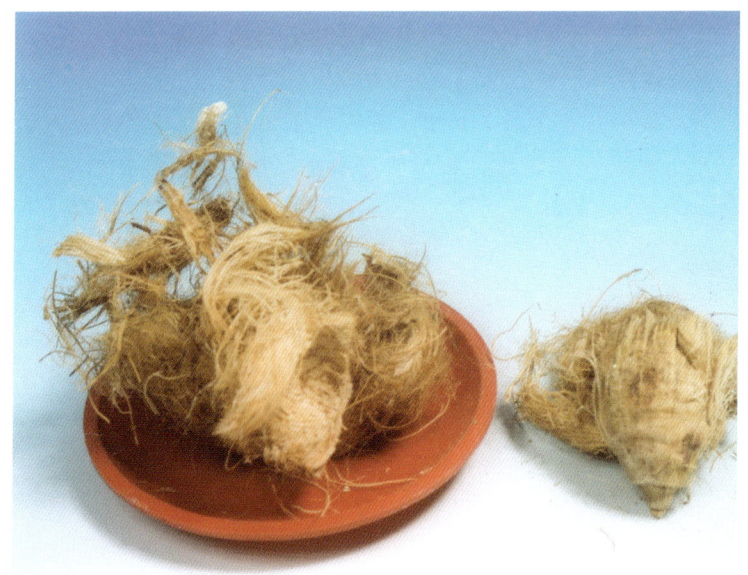

盐同煎，入疏气药用之，良（《开宝》）。降逆气，消肌肤中水气浮肿，脚气壅逆，瘴疟痞满，胎气恶阻胀闷（时珍）。

【附方】

漏疮恶秽：大腹皮煎汤洗之。（《任斋直指方》）

乌癞风疮：大腹子生者或干者，连全皮勿伤动，以酒一升浸之，慢火熬干为末，腊猪脂和敷。（《圣济总录》）

【别名】 槟榔皮、槟榔壳、大腹毛、槟榔衣、大腹绒。

【来源】 本品为棕榈科植物槟榔的干燥果皮。

【形态特征】 乔木，高10～18米；不分枝，叶脱落后形成明显的环纹。羽状复叶，丛生于茎顶端，长1.3～2米，光滑，叶轴三棱形；小叶片披针状线或线形，长30～70厘米，宽2.5～6厘米，基部较狭，顶端小叶愈合，有不规则分裂。花序着生于最下一叶的基部，有佛焰苞状大苞片，长倒卵形，长达40厘米，光滑，花序多分枝；花单性同株；雄花小，多数，无柄，紧贴分枝上部，通常单生，很少对生，萼片3，厚而细小，花瓣3，卵状长圆形，长5～6毫米，雄蕊6，花丝短小，退化雌蕊3，丝状；雌花较大而少，无梗，着生于花序轴或分枝基部，萼片3，长圆状卵形，长12～15毫米。坚果卵圆形或长圆形，长5～6厘米，花萼和花瓣宿存，熟时红色。每年开花2次，花期3～8月，冬花不结果；果期12月至翌年6月。

【性味归经】 辛，微温。归脾、胃、大肠、小肠经。

【功效主治】 行气导滞，利水消肿。主治湿阻气滞，脘腹胀闷，大便不爽，水肿胀满，脚气浮肿，小便不利。

【用法用量】 内服：5～10克，煎服。

【使用禁忌】 气虚者慎用。

本草纲目 果部妙用

【精选验方】①漏疮恶秽：大腹皮煎汤洗之。②男子妇人脾气停滞、风湿客搏、脾经受湿、气不流行，致头面虚浮、四肢肿满、心腹膨胀、上气喘急、腹胁如鼓、绕脐胀闷、有妨饮食、上攻下疰、来去不定、举动喘乏：大腹皮、五加皮、生姜皮、地骨皮、茯苓皮各等份，上为粗末，每服15克，水一盏半，煎至八分，去滓，稍热服之，不拘时候。切忌生冷油腻坚硬等物。③脚气、肿满腹胀、大小便秘涩：大腹皮（锉）、郁李仁（汤浸去皮，微炒）、槟榔各50克，木香25克，木通（锉）、牵牛子（微炒）、桑根白皮（锉）各100克，上药捣筛为散，每服20克，以水一中盏，入生姜半分，葱白二七寸，煎至六分，去滓。不拘时，温服，以利为度。

【实用药膳】

大腹皮人参汤

原料：大腹皮、人参、厚朴、陈皮、茯苓各1克。
制法：将上几味水煎取汁。
用法：每日1剂，分2次服。
功效：通便。
适用：小儿便秘。

大腹皮汤

原料：大腹皮50克，白芍药、槟榔、人参、枳壳（麸炒）、知母、陈皮（去白）各25克，甘遂（煨）0.5克。
制法：将上几味研为细末。
用法：每服5克，水1小盏，煎2.5克。去滓温服。
功效：利小便。
适用：小便不利。

椰子

（宋《开宝》）

【释名】越王头（《纲目》），胥余。

椰子瓤

【气味】甘，平，无毒。
【主治】益气（《开宝》）。食之不饥，令人面泽（《异物志》）。

椰子浆

【气味】甘，温，无毒。
【主治】止消渴。涂头，益发令黑（《开宝》）。治吐血

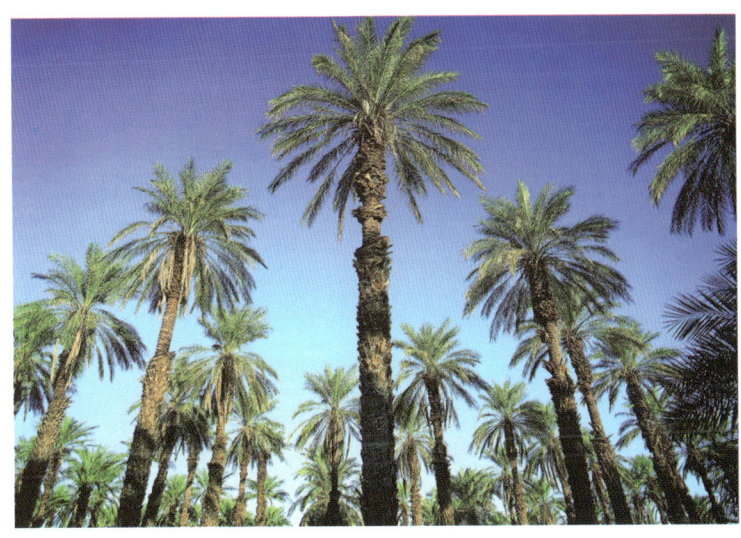

水肿，去风热（李）。

椰子皮

【气味】苦，平，无毒。

【主治】止血，疗鼻衄，吐逆霍乱，煮汁饮之（《开宝》）。治卒心痛，烧存性，研，以新汲水服一钱，极验（《龚氏方》）。

壳

【主治】杨梅疮筋骨痛。烧存性，临时炒热，以滚酒泡服二三钱，暖覆取汗，其痛即止，神验（时珍）。

【别名】椰瓢、胥余肉、大椰肉、越王头肉。
【来源】为棕榈科植物椰子的种子。
【形态特征】大乔木，高15～30米，茎粗壮，有环状叶痕，基部增粗，常有簇生小根。叶簇生茎顶；叶柄粗壮，长达1米以上；叶片羽状全裂，长3～4米；裂片多数，外向折叠，线状披针形，长65～100厘米，宽3～4厘米；先端渐尖，革质。肉穗花序腋生，长1.5～2米，多分枝，雄花聚生于分枝上部，雌花散生于下部；佛焰苞纺锤形，厚木质，最下部的长60～100厘米或更长，老时脱落；雄花萼片3，鳞片状，长3～4毫米；花瓣3片，卵状长圆形，长1～1.5厘米；雄蕊6，长4毫米；雌花：基部有小苞片数枚；萼片阔圆形，宽约2.5厘米；花瓣与萼片相似，但较小。坚果倒卵形或近球形，长15～25厘米，先端微具3棱，外果皮薄，中果皮厚纤维质，内果皮木质坚硬，近基处有3萌发孔。种子1颗，种皮薄，紧贴着白色坚实的胚乳，胚乳内有一富含液汗空腔；胚基生。花、果期主要在秋季。

【性味归经】 苦，平。归肺、肝、肾经。

【功效主治】 祛风，止痛，利湿，止痒。主治杨梅疮，筋骨痛，心胃疼痛，体癣，脚癣。

【用法用量】 内服：烧存性浸酒，6~10克；或研末，每次2~3克。外用：适量，熬膏或制油外涂。

【使用禁忌】 宜临时取鲜品用，不宜取鲜汁后停放过久，久则变味。

【精选验方】 ①姜片虫症、绦虫症：椰子肉汁，先饮椰子汁，后吃椰子肉，每次半个至1个，每日早空服，1次吃完，3小时后进食。②消疳积，白虫：亦可单用本品嚼食，每次1个，每日早晨空腹1次服。亦可先饮椰子浆，后服本品。③脱发，早生白发：灵芝6克，石榴2个，椰子肉1个，龙眼肉10克，冰糖8克。水煎服。

【实用药膳】

炖椰肉杞子鸡

原料：椰肉150克，枸杞子、黑枣各50克，母鸡肉200克，盐、酱油、味精各适量。

制法：先将椰肉洗干净，切成小块或丝，榨取其汁备用；鸡肉切成小块。将鸡肉块、枸杞子、黑枣同入沙锅，倒入椰肉汁，加水适量，先用武火烧沸，后改文火慢炖，待鸡熟烂后，调入盐、酱油、味精即成。

用法：佐餐食用。

本草纲目 果部妙用

功效:补脾胃,益肝肾。

适用:脾胃气虚,肝肾精血不足所致的神疲体倦、面色无华、头晕眼花、腰膝酸软、心烦口渴、食欲不振等。

椰子糯米蒸鸡饭

原料:椰子肉、糯米、鸡肉各适量。

制法:将椰子肉切成小块,加糯米、鸡肉适量,置入有盖的瓦盅内,隔水蒸至熟即可。

用法:任意食用。

功效:补脾,益心摄精。

适用:早泄、阳痿、四肢乏力、食欲不振等。

椰子米饭

原料:椰子1只,黑糯米200克。

制法:将黑糯米淘洗干净,放入已锯开顶盖的椰子内,盖上椰盖,入锅隔水用旺火蒸1小时至饭熟即成。

用法:任意食用。

功效:补脑安神,养颜润肤。

适用:用脑过度。

菠萝蜜 (《纲目》)

【释名】曩伽结。

瓤

【气味】甘,香,微酸,平,无毒。
【主治】止渴解烦,醒酒益气,令人悦泽(时珍)。

核中仁

【气味】甘,香,微酸,平,无毒。
【主治】补中益气,令人不饥轻健(时珍)。

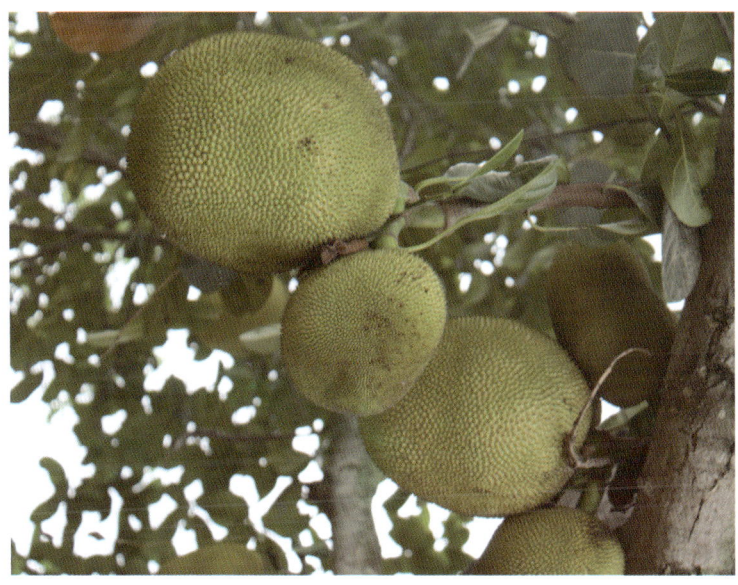

【别名】苞萝、波罗蜜、木菠萝、蜜冬瓜、树菠萝、大树菠萝、牛肚子果。

【来源】为桑科植物木波罗的果实。

【形态特征】桑科常绿乔木，株高可达20米。叶互生，长椭圆形或倒卵形，革质，有光泽，全缘或偶有浅裂。复合果卵（果实）状椭圆形，外皮绿色有棱角，常生于树干，大如西瓜，为世界之冠，内有数十个淡黄色果囊，果色金黄，中有果核，味香甜，可食用，炒食风味佳。树性强健，适合作行道树、园景树。外形巨大如车轮。菠萝蜜树高在2～3米之间。经过人工培育成为伞形树冠。在树堂内的主干上，粗壮的分枝上，粗大的结果枝上，抽芽、开花、结果。树皮较粗糙，为棕灰色，带有灰白色的大花斑。叶片为单叶，圆形或者卵形，长12～22厘米，宽6～9厘米，两面无毛，叶柄长1.5～2厘米。有的花顶生，有的则腋生，雌雄同株，雌花长4～15厘米，鲜绿色，生长位置比较同一结果枝上的雄花低；雄花长约5厘米，表面较光滑，暗绿色。每年2月起开花，花期为5个月。一边开花，一边结果。果实大若冬瓜，长椭圆形，棕绿色，菠萝蜜的果实浅黄色，成熟时，果皮为黄绿色，采收之后会转变为黄褐色，皮像锯齿，有六角形瘤，突起，坚硬有软刺；果肉被乳白色的软皮包裹着。果肉质地为肉质，金黄色，鲜果肉香甜爽滑，有特殊的蜜香味。种子浅褐色，卵形或长卵形。果熟期为5～9月。

【性味归经】苦、凉。归肝经。

【功效主治】清热解毒，消肿。主治疮疖红肿、流火。

【用法用量】内服：煎汤，50～100克。生食，绞汁等。外用：鲜汁液涂抹。

【使用禁忌】本品食用可能引起过敏反应,如皮肤潮红、发疹、瘙痒、呕吐、腹痛、腹泻以及过敏性休克。一般认为和某些个体对所含波罗蛋白酶过敏有关。民间经验,食用前先以盐水浸泡,可免过敏。

【精选验方】①烦渴:鲜波罗蜜果内60~120克,嚼食。②解酒:波罗蜜果肉60克,水煎服。③乳汁不通:波罗蜜果仁6~12克,炖猪肉服或水煎服,并食果仁。

【实用药膳】

波罗蜜核中仁汤

原料:波罗蜜核中仁60~120克。
制法:将波罗蜜核中仁用水煎。
用法:每日1次,并食果仁。
功效:益气,通乳。
适用:产后乳少或乳汁不通。

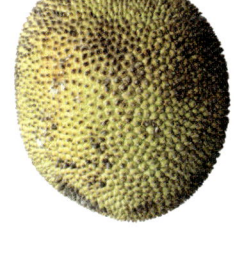

波罗蜜种仁煲猪瘦肉

原料:波罗蜜种仁120~150克(剥去种皮),猪瘦肉60~90克。
制法:将上两味煮汤调味服食。
用法:佐餐食用。
功效:补中益气,通乳。
适用:妇女产后乳汁缺乏。

无花果 (《食物》)

【释名】映日果(《便民图纂》),优昙钵(《广州志》),阿驵。

实

【气味】甘,平,无毒。

【主治】开胃,止泄痢(汪颖)。治五痔,咽喉痛(时珍)。

叶

【气味】甘、微辛,平,有小毒。

【主治】五痔肿痛,煎汤频熏洗之,取效(震亨)。

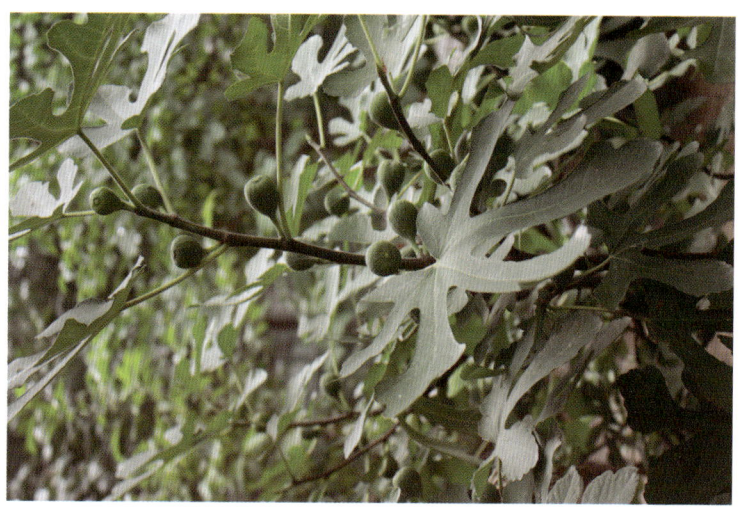

【别名】蜜果、映日果、奶浆果、明目果。

【来源】为桑科植物无花果的果实。

【形态特征】落叶灌木或小乔木，高达3～10米。全株具乳汁；多分枝，小枝粗壮，表面褐色，被稀短毛。叶互生；叶柄长2～5厘米，粗壮；托叶卵状披针形，长约1厘米，红色；叶片厚膜质，宽卵形或卵圆形，长10～24厘米，宽8～22厘米，3～5裂，裂片卵形，边缘有不规则钝齿，上面深绿色，粗糙，下面密生细小钟乳体及黄褐色短柔毛，基部浅心形，基生脉3～5条，侧脉5～7对。雌雄异株，隐头花序，花序托单生于叶腋；雄花和瘿花生于同一花序托内；雄花生于内壁口部，雄蕊2，花被片3～4；瘿花花柱侧生、短；雌花生在另一花序托内，花被片3～4，花柱侧生，柱头2裂。榕果（花序托）梨形，成熟时长3～5厘米，呈紫红色或黄绿色，肉质，顶部下陷，基部有3苞片。花、果期8～11月。

【性味归经】甘，平。归脾、肺、大肠经。

【功效主治】补脾益胃，润肺利咽，润肠通便。主治咳喘，咽喉肿痛，便秘，痔疮。根、叶主治肠炎，腹泻。外用主治痈肿。

【用法用量】生食，煎汤服，或煮食。

【使用禁忌】光过敏患者忌食无花果。

【精选验方】①痔疮、便秘：鲜无花果生吃或干果10个，猪大肠1段，水煎服。②咽喉刺痛：无花果鲜果晒干，研末，吹喉。③肺热声嘶：无花果15克，水煎调冰糖服。④产后缺乳：无花果100克，与猪蹄炖服。⑤风湿麻木、筋骨痛：无花果炖猪肉食。

【实用药膳】

无花果叶茶

原料：无花果叶20克。

制法：首先把洗净的无花果叶，撕碎，然后放入盛有开水的保温瓶内，浸泡15分钟后，取汁倒入茶杯，代茶饮用。

用法：每日1剂，可频频饮服，连服6~10日。

功效：清热解毒，止泻。

适用：肠炎引起的腹泻。

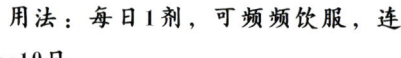

无花果粥

原料：无花果30克，粳米100克，冰糖20克。

制法：将无花果切小块，加适量水与粳米共煮粥，粥将熟烂时入冰糖20克略煮服。

用法：早餐食用。

功效：健脾润肺，解毒。

适用：早期肺癌。

无花果粥

原料：无花果10个，大米100克，冰糖适量。

制法：无花果切成碎块。大米淘净下锅煮粥，待烧沸时加进无花果、冰糖，熬煮至烂熟即可。

用法：温热服食。

功效：健脾止泻，清热润肠。

适用：带状疱疹。

秦椒

（《本经中品》）

【释名】大椒（《尔雅》），花椒。

椒红

【气味】辛，温，有毒。

【主治】除风邪气，温中，去寒痹，坚齿发，明目。久服，轻身好颜色，耐老增年通神（《本经》）。疗喉痹吐逆疝瘕，去老血，产后余疾腹痛，出汗，利五脏（《别录》）。上气咳嗽，久风湿痹（孟诜）。

【附方】

膏癉尿多：用秦椒一分出汗，瓜蒂二分，为末。水服方寸匕，日三服。（《伤寒类要》）

手足心肿：椒、盐末等分，醋和敷之，良。（《肘后方》）

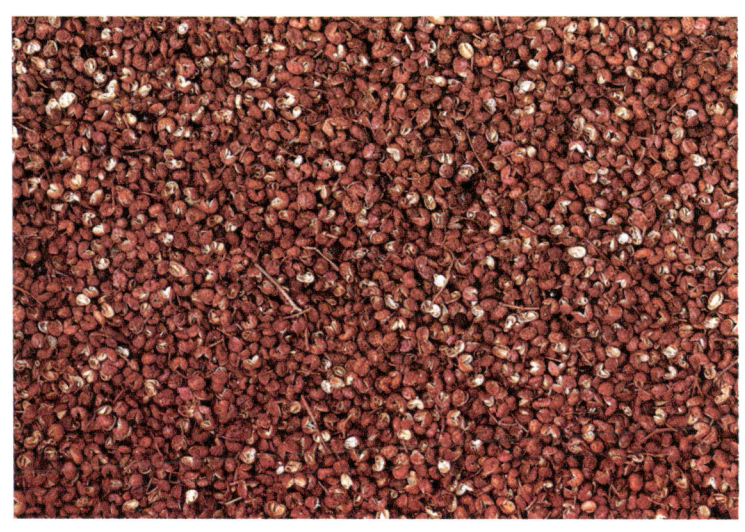

本草纲目 果部妙用

损疮中风：以面作馄饨，包秦椒，于灰中烧之令熟，断开口，封于疮上，冷即易之。（《孟诜食疗》）

久患口疮：大椒去闭口者，水洗面拌，煮作粥，空腹吞之，以饭压下。重者可再服，以瘥为度。（《食疗本草》）

牙齿风痛：秦椒煎醋含漱。（《孟诜食疗》）

百虫入耳：椒末一钱，醋半盏浸良久，少少滴入，自出。（《续千金方》）

【别名】大椒、川椒、秦椒、巴椒、蜀椒。

【来源】为芸香科植物花椒的果实。

【形态特征】落叶灌木或小乔木，高3～7米，茎干通常有增大皮刺；枝灰色或褐灰色，有细小的皮孔及略斜向上生的皮刺；当年生小枝被短柔毛。奇数羽状复叶，叶轴边缘有狭翅；小叶5～11个，纸质，卵形或卵状长圆形，无柄或近无柄，长1.5～7厘米，宽1～3厘米，先端尖或微凹，基部近圆形，边缘有细锯齿，表面中脉基部两侧常被一簇褐色长柔毛，无针刺。聚伞圆锥花序顶生，花被片4～8个；雄花雄蕊5～7个，雌花心皮3～4个，稀6～7个，子房无柄。果球形，通常2～3个，红色或紫红色，密生疣状凸起的油点。花期3～5月，果期7～9月。

【性味归经】辛，热。有小毒。归脾、胃、肾经。

【功效主治】温中止痛，燥湿杀虫。主治脘腹冷痛，寒湿泄泻，虫积腹痛，湿疹瘙痒。

【用法用量】炒用。内服：煎汤，2～5克；或入丸、散。外用：适量，煎水洗，或研末调敷。

【使用禁忌】阴虚火旺或血热妄行者禁服。孕妇慎服。

【精选验方】①痛经：花椒10克，胡椒3克，二味共研细粉，用白酒调成糊状，敷于脐眼，外用伤湿止痛膏封闭，每日1次。②蛀牙病：川椒9克，烧酒30克，浸泡10日，滤过去渣，用棉球蘸药酒，塞蛀孔内可止痛。③痔疮：花椒1把，装入小布袋中，扎口，用开水沏于盆中，患者先是用热气熏洗患处，待水温降到不烫，再行坐浴。全过程约20分钟，每日早晚各1次。④断奶回乳：花椒6克，加水400毫升，浸泡后煎水煮浓缩成200毫升，再加红糖30～60克，于断乳当日趁热一次饮下，每日1次，约1～3日可回乳。⑤脾胃阳虚，寒湿阻滞，泻下稀水，食物不化：花椒30克，苍术60克，研为细末，醋糊为丸，每次服6～9克，温开水送下。⑥蛔虫腹病或胆道蛔虫、呕吐腹病：川椒（微炒）6克，乌梅9克，水煎，每日2～3次。⑦蛔虫性肠梗阻：脂麻油适量，于锅内加热，放入花椒2克，煎至微香，滤去花椒，取油作两次服，间隔2～3小时。⑧膝盖痛：花椒50克，压碎，鲜姜10片，葱白6棵切碎，三种混在一起，装在包布内，将药袋上放一热水袋，热敷30～40分钟，每日2次。

【实用药膳】

秦椒加味酒

原料：秦椒、白芷、旋覆花各80克，肉桂30克，白酒2 500毫升。

制法：将秦椒去目并闭口者，微炒出汗后，将四味药捣碎细，置酒坛之中，倒入白酒，密封坛口，浸泡5日后即成。

用法：每日2次，每次空腹温服10～20毫升。

功效：补肾温阳，祛风和血。

适用：肾虚耳鸣、咳逆喘急、头目昏痛等。

本草纲目 果部妙用

花椒粥

原料：花椒5克，粳米50克。

制法：将花椒煎水，去渣，加入粳米煮粥。

用法：空腹趁热服用。

功效：温通散寒止痛。

适用：胃痛经久不愈。

花椒侧柏酒

原料：花椒50粒，侧柏叶15克，白酒500毫升。

制法：将上药一起捣碎，加入白酒，置瓶中密封，浸泡半月。

用法：每日早晨空腹温饮5～10毫升。

功效：辛温疏表，解热止痛。

适用：四时瘟疫、头痛发热。

花椒姜枣汤

原料：花椒30克，生姜2.5克，红枣10颗。

制法：将姜、红枣洗净（红枣剥开），生姜切薄片，一起放入100毫升水中，煮30分钟熄火。

用法：趁热服用。

功效：改善体内湿气较重，或胃虚、胃寒（尤其是长期素食者）。

适用：女性气血凝滞型的痛经、肾虚耳鸣等。

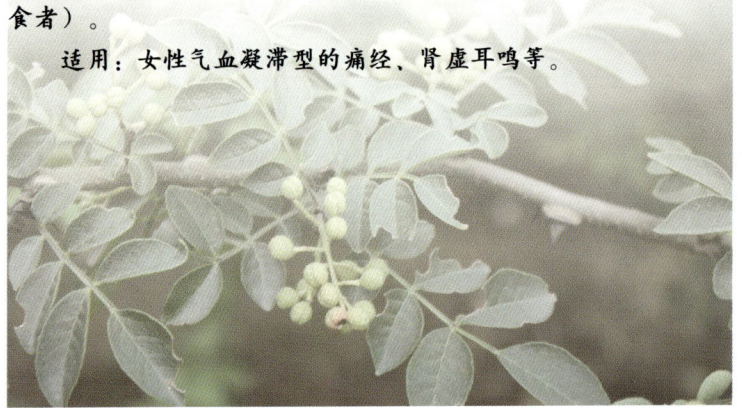

胡椒 (《唐本草》)

【释名】昧履支。

实

【气味】辛,大温,无毒。

【主治】下气温中去痰,除脏腑中风冷(《唐本》)。暖肠胃,除寒湿,反胃虚胀,冷积阴毒,牙齿浮热作痛(时珍)。

【附方】

心腹冷痛:胡椒三七枚,清酒吞之。或云一岁一粒。(《孟诜食疗》)

霍乱吐泻:用胡椒四十九粒,绿豆一百四十九粒,研匀。木瓜汤服一钱。(《直指方》)

赤白下痢:胡椒、绿豆各适量(一岁一粒),为末,糊丸梧子大。红用生姜、白用米汤下。(《集简方》)

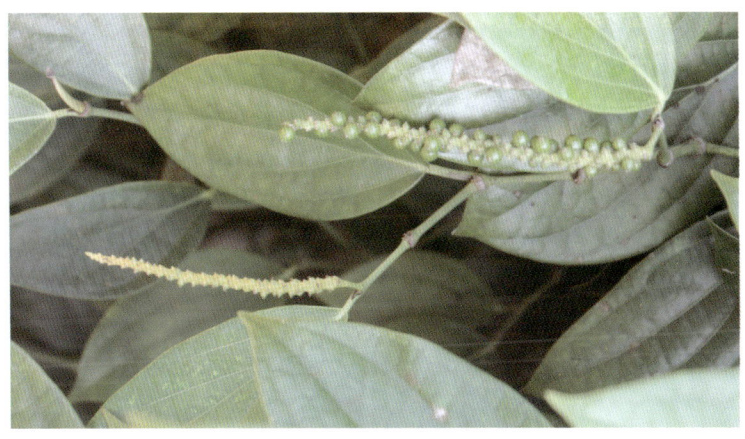

【别名】 浮椒、玉椒。

【来源】 为胡椒科植物胡椒的果实。

【形态特征】 多年生常绿攀援藤本植物,系浅根性作物,蔓近圆形,木栓后呈褐色,主蔓上有顶芽和腋芽。主蔓上抽生的分枝和由其抽生的各分枝和分枝上抽生的结果枝构成枝序;叶为椭圆形、卵形或心脏形、全缘、单叶互生,叶面深绿色;花穗着生于枝条节上叶片的对侧,栽培品种多为雌雄同花,少数雌雄异花;果为球形、无柄、单核浆果,成熟时为黄绿色、红色;我国的胡椒盛花期一般为3～5、5～7、8～11月。

【性味归经】 辛,热。归脾、胃、大肠经。

【功效主治】 健胃进食,温中散寒,止痛。主治寒痰食积,脘腹冷痛,反胃,呕吐清水,泄泻,冷痢。

【用法用量】 内服:煎汤,0.5～1钱;或入丸、散。外用:研末调敷或置膏药内贴之。

【使用禁忌】 如果有胃痛和消化不良时不宜进食胡椒,又或可在菜式中加糖以中和辣味,以免令胃酸分泌增多。阴虚有火、目疾、痔疮患者不宜。

【精选验方】 ①小儿消化不良性腹泻:用白胡椒1克研粉,加葡萄糖粉9克配成散剂。1岁以下每次0.3～0.5克,3岁以下 胡椒0.5～1.5克,一般不超过2克,每日3次,连服1～3日为1个疗程。②肾炎:白胡椒7粒,新鲜鸡蛋1个。先将鸡蛋钻一小孔,然后把白胡椒装入鸡蛋内,用面粉封孔,外以湿纸包裹,放入蒸笼内蒸熟。服时剥去蛋壳,将鸡蛋胡椒一起吃下。成人每日2个,小儿每日1个。10日为1个疗程,休息3日后再服第2个疗程,连用3个疗程。③慢性气管炎和喘息:将白胡椒粒放入75%酒精中泡30分钟，取出切成2或4瓣，用于穴位埋藏。选穴：膏肓，定喘，脚骨前压痛点（天突至膻中穴之间的压痛点），膻中，肺俞。

【实用药膳】

胡椒红枣老鸡汤

原料：老母鸡1只，胡椒30粒，瘦肉150克，红枣6个。

制法：老母鸡切开，去毛及内脏，洗净后与胡椒、红枣、瘦肉同入煲煮5小时，调味即成。

用法：佐餐食用。

功效：散寒止痛，补中益气。

适用：消化性溃疡。

胡椒猪肚汤

原料：猪肚250克，胡椒5克。

制法：将猪肚、胡椒同放入锅内，加入适量清水，先用小火慢煮，待猪肚烂后调味即成。

用法：佐餐食用。

功效：醒脾开胃。

适用：慢性脾胃虚寒型胃及十二指肠溃疡出现的腹痛、呕吐等。

胡椒酿红枣

原料：红枣5枚（去核）。

制法：在每个红枣内放入白胡椒2粒，煮饭时放在饭面蒸熟食之。

用法：任意食用。

功效：温中补脾，暖胃止痛。

适用：虚寒性胃痛、嗳气反胃、口淡、痰涎清稀等。

胡椒大枣茶

原料：胡椒7粒，大枣3枚。

制法：将上两味药放入沙锅内，加水500毫升，煎沸15分钟，取汁代茶饮用。

用法：每日1剂，分2次服。连用25～35日。

功效：祛寒，养血，健胃。

适用：虚寒性胃痛。

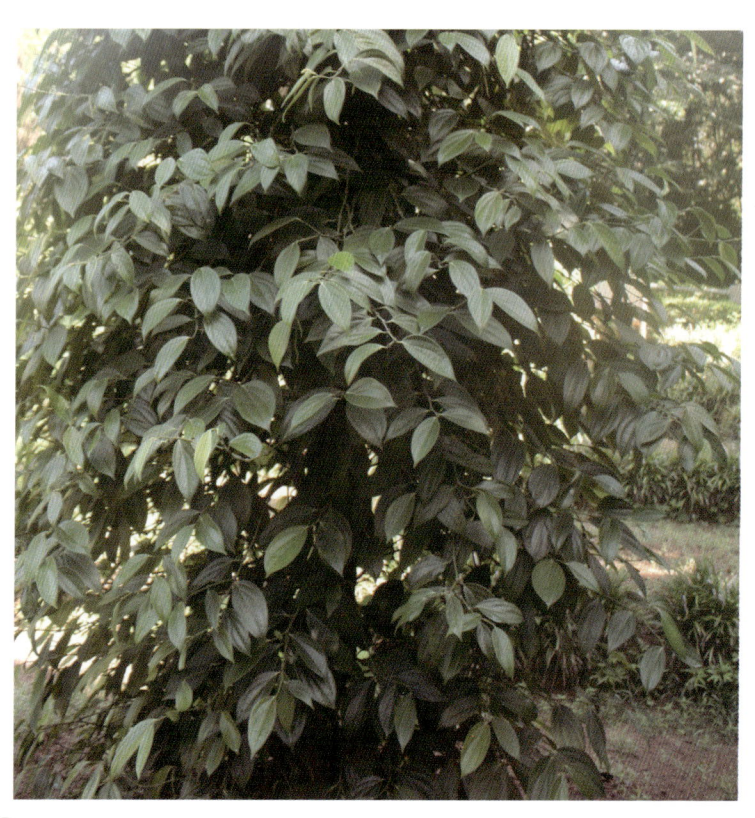

吴茱萸

(《本经中品》)

【释名】 藏器说：茱萸南北总有，入药以吴地者为好，所以有吴之名也。

【气味】 辛，温，有小毒。

【主治】 温中下气，止痛，除湿血痹，逐风邪，开腠理，咳逆寒热（《本经》）。开郁化滞，治吞酸，厥阴痰涎头痛，阴毒腹痛，疝气血痢，喉舌口疮（时珍）。

【附方】

呕涎头痛：用茱萸一升，枣二十枚，生姜一大两，人参一两，以水五升，煎取三升。每服七合，日三服。（《仲景方》）

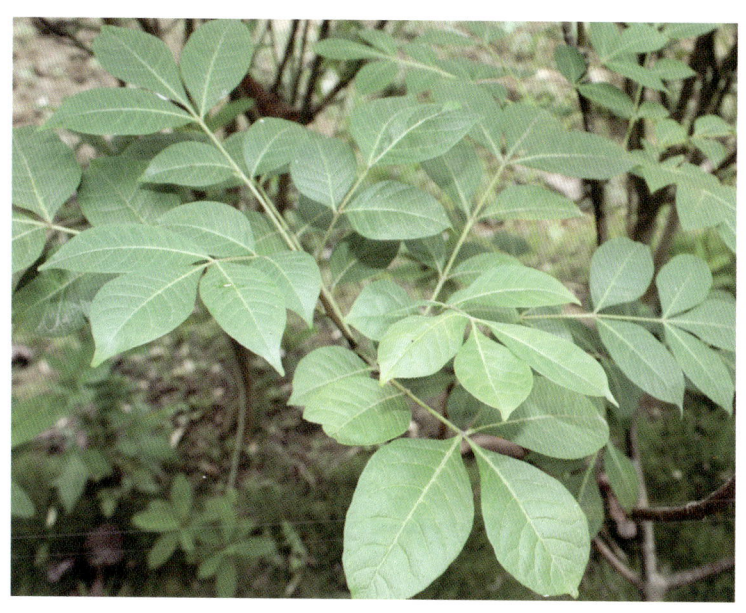

本草纲目 果部妙用

冷气腹痛： 吴茱萸二钱擂烂，以酒一盅调之。用香油一杯，入锅煎热，倾茱酒入锅，煎一滚，取服立正。（《唐瑶经验方》）

脾元气痛： 用吴茱萸一两，桃仁一两，和炒茱萸焦，去茱，取桃仁去皮尖研细，葱白三茎，煨熟，酒浸温服。（《经验方》）

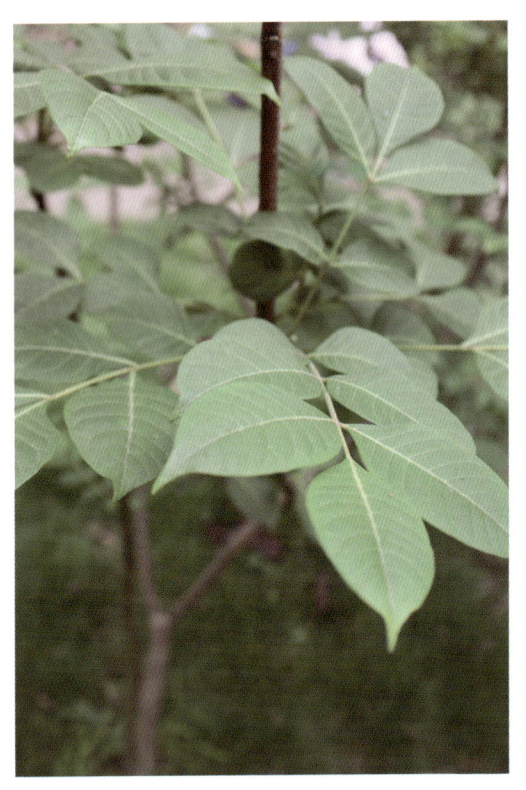

妇人阴寒： 用吴茱萸、川椒各一升，为末，炼蜜丸弹子大。绵裹纳阴中，日再易之。但子宫开，即有子也。（《经心录》）

下痢水泄： 吴茱萸（泡炒）、黄连（炒）各二钱，水煎服。未止再服。（《圣惠方》）

小儿头疮： 吴茱萸炒焦为末，入汞粉少许，猪脂、醋调涂之。（《圣惠方》）

叶

【气味】 辛、苦，热，无毒。

【主治】治大寒犯脑，头痛，以酒拌叶，袋盛蒸熟，更互枕熨之，痛止为度（时珍）。

枝

【主治】大小便卒关格不通，取南行枝，如手第二指中节，含之立下。

根及白皮

【气味】辛、苦，热，无毒。

【主治】杀三虫（《本经》）。蛲虫。治喉痹咳逆，止泄注，食不消，女子经产余血，疗白癣（《别录》）。治中恶腹中刺痛，下痢不禁，疗漆疮（甄权）。

【附方】

寸白虫：茱萸东北阴细根（大如指者勿用）洗去土，四寸，切，以水、酒各一升渍一宿，平旦分再服，当取虫下。（《千金方》）

肝劳生虫，眼中赤脉：吴茱萸根为末一两半，粳米半合，鸡子白三个，化蜡一两半和，丸小豆大。每米汤下三十丸，当取虫下。

脾劳发热：取东行茱萸根大者一尺，大春子八升，橘皮二两，三物咀，以酒一斗，浸一宿，微火薄暖之，绞去滓。平旦空腹服一升，取虫下，或死或半烂，或下黄汁。凡作药时，切忌言语。（《删繁方》）

肾热肢肿：茱萸根一合半，桑白皮三合，酒二升，煮一升，日二服。（《普济方》）

【别名】茶辣、曲药子、食茱萸、伏辣子、臭泡子。

【来源】本品为芸香科植物吴茱萸或疏毛吴茱萸的干燥近成熟果实。

【形态特征】常绿灌木或小乔木,高2.5～5米。幼枝、叶轴、小叶柄均密被黄褐色长柔毛。单数羽状复叶,对生;小叶2～4对,椭圆形至卵形,长5～15厘米,宽2.5～6厘米,先端短尖、急尖,少有渐尖,基部楔形至圆形,全缘,罕有不明显的圆锯齿,两面均密被淡黄色长柔毛,厚纸质或纸质,有油点。花单性,雌雄异株,聚伞花序,偶成圆锥状,顶生;花小,黄白色。蒴果扁球形,长约3毫米,直径约6毫米,熟时紫红色,表面有腺点,每心皮有种子1枚,卵圆形,黑色,有光泽。花期6～8月,果期9～10月。

【性味归经】辛、苦,热,有小毒。归肝、脾、胃经。

【功效主治】散寒止痛,疏肝下气,燥湿降逆。主治厥阴头痛,寒疝腹痛,虚寒泄泻,脘腹胀痛,呕吐吞酸,脚气上冲,口疮,口疳。

【用法用量】内服:煎汤,1.5～6克;或入丸、散。外用:适量,研末调敷或煎水洗。

【使用禁忌】阴虚有热、血热妄行者禁服。孕妇慎服。

【精选验方】①呕吐、吞酸:吴茱萸6克,黄连2克,水煎少量频服。②头痛(以下午及夜间剧烈):吴茱萸16克,生姜31克,将吴茱萸研末,生姜捣烂,共炒热,喷白酒一口在药上,包足心涌泉。③腹泻:吴茱萸适量,研细粉,用白酒调成糊状,稍加热后敷于脐部,纱布包裹,胶布固定,每日更换1次。④口舌生疮、高血压:吴茱萸10克,研末醋敷足心。

【实用药膳】

吴茱萸生姜粥

原料：吴茱萸10克，糯米100克，生姜3片。

制法：将吴茱萸用纱布袋装好先下，糯米、生姜共煮成稀粥，粥成后拣去吴茱萸、生姜即可食用。

用法：早餐食用。

功效：温中止痛。

适用：寒性胃痛患者。

吴茱萸木瓜粥

原料：吴茱萸5克，木瓜10克，粳米100克，生姜2克，大枣4枚。

制法：将吴茱萸、木瓜、生姜研为细末。再与大枣、粳米同煮作粥。

用法：空腹食用。

功效：散寒，舒筋活络。

适用：脾肾阳虚所致脚气。

吴茱萸酒

原料：吴茱萸15克，黄酒250毫升。

制法：先将吴茱萸去除杂质，用凉开水快速淘洗，滤干，在黄酒中浸泡8小时，然后用文火（小火）煎煮40分钟，去除药渣，滤取药酒备用。

用法：以上药酒，分2次1日服完。早、晚空腹温服。

功效：温中下气，逐风除湿，通血脉，开腠理。

适用：产后盗汗、恶寒。

本草纲目 果部妙用

甜瓜 （宋《嘉祐》）

【释名】甘瓜（《唐本》），果瓜。

瓜瓤

【气味】甘，寒，滑，有小毒。
【主治】止渴，除烦热，利小便，通三焦间壅塞气，治口鼻疮（《嘉祐》）。暑月食之，永不中暑（宗奭）。

瓜子仁

【气味】甘，寒，无毒。

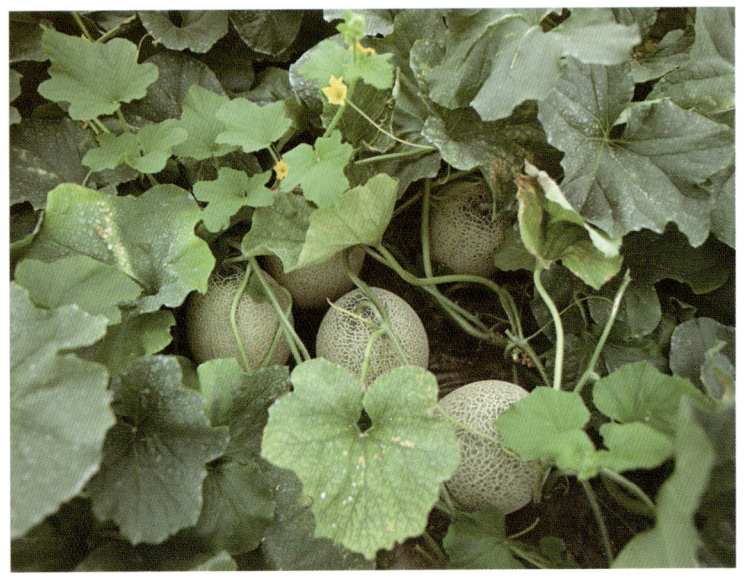

【主治】腹内结聚，破溃脓血，最为肠胃脾内壅要药（《别录》）。清肺润肠，和中止渴（时珍）。

【附方】

口臭：用甜瓜子杵末，蜜和为丸。每旦漱口后含一丸。亦可贴齿。（《千金方》）

腰腿疼痛：甜瓜子三两，酒浸十日，为末。每服三钱，空心酒下，日三。（《寿域神方》）

肠痈已成：用甜瓜子一合，当归炒一两，蛇蜕皮一条，咀。每服四钱，水一盏半，煎一盏，食前服，利下恶物为炒。（《圣惠方》）

瓜蒂《本经上品》

【释名】瓜丁（《千金》），苦丁香（《象形》）。

【气味】苦，寒，有毒。

【主治】大水，身面四肢浮肿，下水杀蛊毒，咳逆上气，及食诸果，病在胸腹中，皆吐下之《本经》。吐风热痰涎，治风眩头痛，癫痫喉痹，头目有湿气（时珍）。

【附方】

急黄喘息：瓜蒂二小合，赤小豆一合，研末。暖浆水五合，服方寸匕。一炊久当吐，不吐再服。吹鼻取水亦可。（《伤寒类要》）

遍身如金：瓜蒂四十九枚，丁香四十九枚，甘锅内烧存性，为末。每用一字，吹鼻取出黄水。也可揩牙追涎。

本草纲目 果部妙用

（《经验方》）

疟疾寒热：瓜蒂二枚，水半盏，浸一宿，顿服，取吐愈。（《千金》）

大便不通：瓜蒂七枚，研末，绵裹，塞入下部即通。（《必效方》）

风热牙痛：瓜蒂七枚炒研，麝香少许和之，绵裹咬定，流涎。（《圣济总录》）

蔓

【主治】女人月经继绝，同使君子各半两，甘草六钱，为末，每酒服二钱。

花

【主治】心痛咳逆（《别录》）。

叶

【主治】人无发，捣汁涂之即生（《嘉祐》）。补中，治小儿疳，及打伤损折，为末酒服，去瘀血（孟诜）。

【附方】

面上𪒠：七月七日午时，取瓜叶七枚，直入北堂中，向南立，逐枚拭𪒠，即灭去也。（《淮南万毕术》）

【别名】 甘瓜、香瓜、果瓜、熟瓜。

【来源】 葫芦科植物甜瓜的果实。

【形态特征】 茎圆形，有棱，被短刺毛，分枝性强。单叶互生，叶片近圆形或肾形，被毛。花腋生，单性或两性，虫媒花，花卉为黄色。果实有圆球、椭圆球、纺锤、长筒等形状，成熟的果皮有白、绿、黄、褐色或附有各色条纹和斑点。果表光滑或具网纹、裂纹、棱沟。果肉有白、桔红、绿黄等色，具香气。种子披针形或扁圆形，大小各异。

【性味归经】 甘，寒。归心、胃经。

【功效主治】 清暑热，解烦渴，利小便。主治暑热烦渴，小便不利，暑热下痢腹痛。

【用法用量】 内服：适量。生食，或煎汤，或研末。

【使用禁忌】 脾胃虚寒，腹胀便溏者忌服。

【精选验方】 ①解暑热：香瓜洗净，任意食。②肠痈肺痈：香瓜子30克，加白糖适量，捣烂研细，用温开水冲服。③阑尾炎：香瓜子15克，炒全当归30克，蛇蜕3克，晒干研末，每服10克，每日3次。④头癣：香瓜叶捣烂敷患处。⑤慢性肥厚性鼻炎和鼻中瘜内：香瓜蒂烧存性，研成粉末，亦可与细辛粉同用，取少许吹入鼻中，每日3次。

【实用药膳】

甜瓜茎酒

原料：甜瓜茎、使君子各25克，甘草30克。

制法：将上几味研细末备用。

用法：每服取药末10克放入小碗内，冲白酒服下。

功效：活血，调经。

适用：月经断绝。

甜瓜西米露

原料：甜瓜200克，西米70克，白糖10克。

制法：将西米放入清水中浸泡半小时，后倒入锅中，加水煎煮20分钟，晾凉备用；把甜瓜对半切开，挖去果肉不用，将果皮作容器，盛入煮好的西米，最后用白糖调味即可。

用法：不拘时服食。

功效：减肥降脂，美容养颜。

适用：女性肥胖者食用。

甜瓜粥

原料：甜瓜300克，糯米200克，白糖50克。

制法：将糯米浸泡2小时，洗净，在锅内加入适量开水，小火煮熬10分钟左右，再将甜瓜去皮及瓜子，切成小方丁加入锅内一起煮熬。待米烂熟时加入白糖搅匀，稍煮即可。

用法：早餐食用。

功效：清暑止渴，除烦利水。

适用：夏季炎热，感受暑邪所致烦渴、气短、小便不利、头晕、恶心、四肢乏力等。

西瓜

(《日用》)

【释名】寒瓜。

瓜瓤

【气味】甘、淡,寒,无毒。

【主治】消烦止渴,解暑热(吴瑞)。宽中下气,利小水,治血痢,解酒毒(宁原)。含汁,治口疮(震亨)。

皮

【气味】甘,凉,无毒。

【主治】口、舌、唇内生疮,烧研噙之(震亨)。

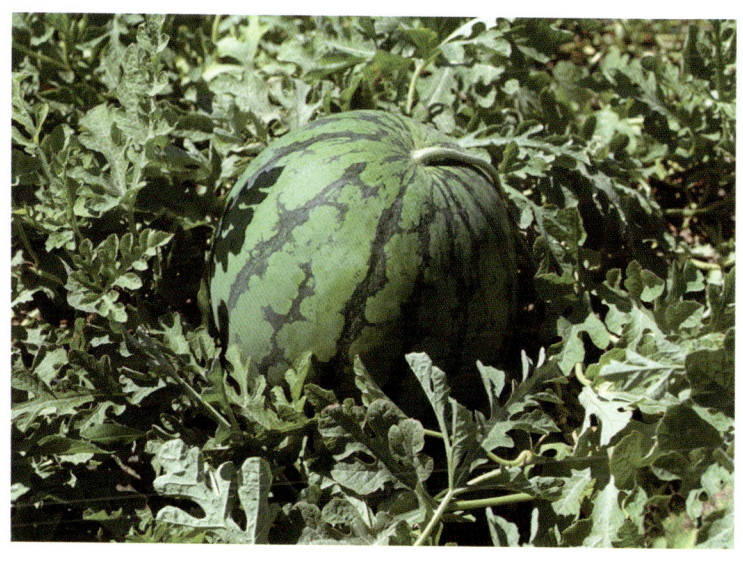

本草纲目 果部妙用

【附方】

闪挫腰痛：西瓜青皮，阴干为末，盐酒调服三钱。(《摄生众妙方》)

食瓜过伤：瓜皮煎汤解之。诸瓜皆同。(《事林广记》)

瓜子仁

【气味】 甘，寒，无毒。

【主治】 腹内结聚，破溃脓血，最为肠胃脾内壅要药。(《别录》)止月经太过，研末去油，水调服，(藏器)炒食，补中宜人，(孟诜)清肺润肠，和中止渴。(时珍)

【别名】 夏瓜、寒瓜、青门绿玉房。

【来源】 葫芦科植物西瓜的果实

【形态特征】 一年生蔓性草本。茎细弱，匍匐，略具5棱，嫩枝密被毛；卷须2分叉，被毛。叶互生；叶柄长3～12厘米；叶片三角状卵形、广卵形等，长8～20厘米，宽5～18厘米，3深裂或近3全裂，中间裂片较长，两侧裂片较短，裂片再作不规则羽状深裂或2回羽状分裂，两面均甚粗糙。花单性，同株，单生于叶腋；雄花直径2～2.5厘米；花梗细，被长柔毛；花萼合生成广钟形，被长毛；先端5裂，裂片窄披针形或线状披针形；花冠合生成漏斗状，外面绿色，被长柔毛，上部5深裂，裂片卵状长椭圆形或广椭圆形，先端钝；雄蕊5，其中4枚成对合生，1枚分离，花丝粗短；雌花较雄花大，花萼、花冠和雄花相似；子房下位，卵形，外面多少被短柔毛，花柱短，柱头5浅裂。瓠果近圆形或长椭圆形，径约30厘米，表面绿色、浅绿色，多具深浅相间的条纹。种子多数，扁平，略呈卵形。花期6～7月，果期7～10月。

【性味归经】甘，寒。归胃、心、膀胱经。

【功效主治】清热解暑，除烦止渴，利小便。主治口疮，口疳，牙疳，喉蛾（急性咽喉炎），及一切喉症，暑热烦渴，小便不利，咽喉疼痛，口腔发炎，酒醉等。

【用法用量】生食、绞汁，煎汤服。

【使用禁忌】脾胃虚寒者不宜。感冒初期仅有表证而无高热、咽痛时不宜吃西瓜，以防引邪入里。西瓜切开后放置时间长会有利于细菌的生长，不宜食用。

【精选验方】①夏季痱疮：绿豆100克，加水1 500毫升，煮汤，沸后10分钟去绿豆，西瓜皮（不用削去外皮）500克，煮沸后冷却。饮汤，每日数次。②健脾消暑：新鲜西瓜皮100克，大枣10枚，共煎汤，每日当茶饮。③壮阳：西瓜皮切丝，开水焯后捞出，与熟鸡丝、瘦肉丝加调料食用。

【实用药膳】

番茄西瓜汁

原料：番茄250克，西瓜300克。

制法：将番茄用沸水泡烫后剥皮，用洁净纱布包好，绞取汁液；西瓜挖瓤，也搅取汁液；将二汁混合，当饮料合用。

用法：不拘时饮用。

功效：益胃生津，利湿清热。

适用：甲状腺功能亢进出现的口干、喜凉饮冷、怕热多汗、善食易饥、脖颈肿大、舌及手指颤动等。

本草纲目 果部妙用

西瓜子粥

原料：西瓜子50克，粳米30克。

制法：先将西瓜子和水捣烂，水煎去渣取汁，后入米做粥。

用法：任意食用。

功效：清热养胃，生津止渴。

适用：烦渴喜饮。

西瓜粥

原料：西瓜、西米各1 000克，橘饼20克，冰糖100克。

制法：西瓜取瓤去籽，切成小块；橘饼切成细粒；西米泡涨，沥干水分。将西瓜、橘饼、冰糖放入锅中，掺适量清水煮沸，续下西米稍煮一会儿即成。

用法：温热食用。

功效：清热消暑，除烦止渴。

适用：喉痹。

西瓜炒肉丝

原料：猪肉丝200克，西瓜皮250克，蛋清1个，盐、料酒、花生油、味精、淀粉、麻油等各适量。

制法：西瓜皮切去青皮，切成丝，用少量盐拌和放置片刻，挤出盐水；猪肉丝内放盐、酒、蛋清和淀粉拌匀待用。净锅上火，放花生油，烧至温时投入肉丝划散，见肉丝变色时即倒出。锅留余油，放少量水、盐、味精、料酒，烧开后投入西瓜皮丝及肉丝，拌炒后下水淀粉勾芡淋麻油出锅即成。

用法：佐餐食用。

功效：利尿退肿，清暑解热，止渴，利小便。

适用：小便不畅。

葡萄

(《本经上品》)

【释名】蒲桃，草龙珠。

实

【气味】甘，平，涩，无毒。

【主治】筋骨湿痹，益气倍力强志，令人肥健，耐饥忍风寒。久食，轻身不老延年。可作酒（《本经》）。时气痘疮不出，食之，或研酒饮，甚效（苏颂）。

【附方】

除烦止渴：生葡萄捣滤取汁，以瓦器熬稠，入熟蜜少许同收。点汤饮甚良。居家必用。

热淋涩痛：葡萄捣取自然汁、生藕捣取自然汁、生地黄捣取自然汁、白沙蜜各五合。每服一盏，石器温服。（《圣惠方》）

胎上冲心：葡萄煎汤饮之，即下。（《圣惠方》）

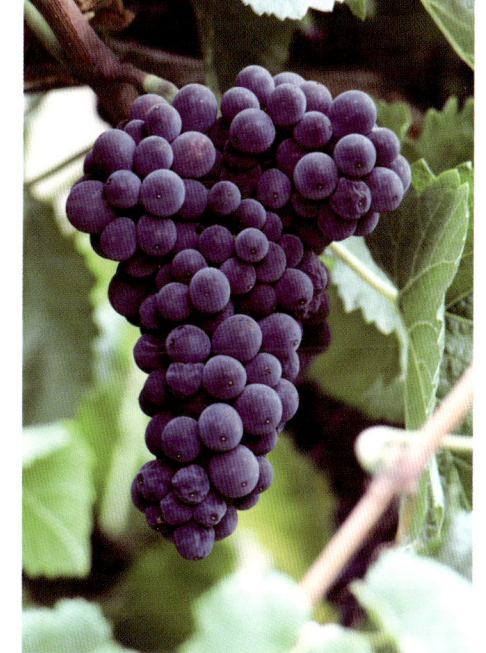

根及藤、叶

【气味】甘,平,涩,无毒。

【主治】煮浓汁细饮,止呕哕及霍乱后恶心,孕妇子上冲心,饮之即下,胎安(孟诜)。治腰脚肢腿痛,煎汤淋洗之良。又饮其汁,利小便,通小肠,消肿满(时珍)。

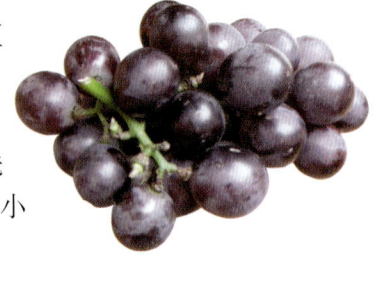

【附方】

水肿:葡萄嫩心十四个,蝼蛄七个(去头尾),同研,露七日,曝干为末。每服半钱,淡酒调下。暑月尤佳。(《洁古保命集》)

【别名】提子、蒲桃、李桃、草龙珠、山葫芦、美国黑提。

【来源】本品为葡萄科植物葡萄的果实。

【形态特征】落叶木质藤本。树皮成片状剥落,卷须分枝。单叶互生,叶柄长4~8厘米,叶片圆卵形,边缘有锯齿,下面有时被短毛。夏季开黄绿色花,圆锥花序与叶对生,花杂性异株,5数,花瓣上部合生呈帽状,早落。浆果椭圆形或球形,熟时紫黑色或红而带青色,有白粉。

【性味归经】甘、微酸,平。归肾、肝、胃经。

【功效主治】补肝肾,益气血,生津液,利小便。

【用法用量】生食,绞汁或浸酒、煎汤服。

【使用禁忌】不宜过食葡萄,且内热者慎食。

【精选验方】①慢性肾炎：桑椹子60克，薏苡仁40克，葡萄30克，大米适量。将上3味加适量水，煮粥服食，每日1~2次。②高脂血：葡萄叶、山楂、首乌各10克。将上3味加适量水煎汤，饮汤，每日1~2次。

【实用药膳】

山莲葡萄粥

原料：生山药切片、莲子肉、葡萄干各50克，白糖少许。

制法：将三物同煮熬成粥，加糖食用。也可将三物同蒸烂成泥，加糖食用。

用法：每日2次。

功效：补中健身，益脾养心。

适用：因心脾不足而引起的怔忡心悸、腹胀便清、面色黄白、乏力倦怠、形体瘦弱等。

葡萄小枣糯米粥

原料：葡萄干、小红枣各50克，糯米100克，冰糖适量。

制法：糯米加水1 000毫升，烧开后，再将葡萄干洗净，小红枣去核和冰糖一起放入，小火慢熬成粥。

用法：分2次空腹服用。

功效：健脾益胃。

适用：气血两亏、脾胃虚弱、食欲不振等。

鲜葡萄汁

原料：新鲜葡萄100克，冰糖适量。

制法：将葡萄洗净去梗，用清洁纱布包扎后挤汁；取汁，加冰糖调匀即成。

用法：每日3次。

功效：和中健胃，增进食欲。

适用：婴儿食欲不振、厌食。

猕猴桃（宋《开宝》）

【释名】猕猴梨（《开宝》），藤梨（《开宝》），阳桃（《日用》），木子。

实

【气味】酸、甘，寒，无毒。

【主治】止暴渴，解烦热，压丹石，下石淋热壅（《开宝》）。调中下气，主骨节风，瘫缓不随，长年白发（藏器）。

藤中汁

【气味】甘，滑，寒，无毒。

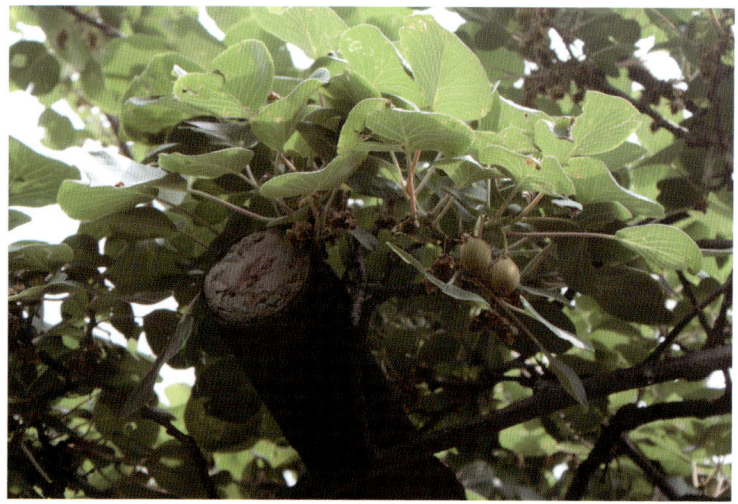

【主治】 反胃，和生姜汁服之。又下石淋（藏器）。

枝、叶

【主治】 杀虫（《开宝》）。

【别名】 阳桃、羊桃、藤梨、猕猴梨、奇异桃、奇异果。

【来源】 猕猴桃科藤本植物猕猴桃的果实。

【形态特征】 落叶藤本；枝褐色，有柔毛，髓白色，层片状。叶近圆形或宽倒卵形，顶端钝圆或微凹，很少有小突尖，基部圆形至心形，边缘有芒状小齿，表面有疏毛，背面密生灰白色星状绒毛。花开时乳白色，后变黄色，单生或数朵生于叶腋。萼片5，有淡棕色柔毛；花瓣5~6，有短爪；雄蕊多数，花药黄色；花柱丝状，多数。浆果卵形成长圆形，横径约3厘米，密被黄棕色有分枝的长柔毛，花期5~6月，果熟期8~10月。猕猴桃的大小和一个鸡蛋差不多（约6厘米高、圆周约4.5~5.5厘米），一般是椭圆形的。深褐色并带毛的表皮一般不食用。而其内则是呈亮绿色的果肉和一排黑色的种子。

【性味归经】 甘、酸，寒。归胃、膀胱经。

【功效主治】 清热生津，和胃降逆，利小便。主治消化不良，食欲不振，呕吐，烧烫伤。

【用法用量】 生食，绞汁，煎汤等。

【使用禁忌】 脾胃虚寒者不宜。

本草纲目 果部妙用

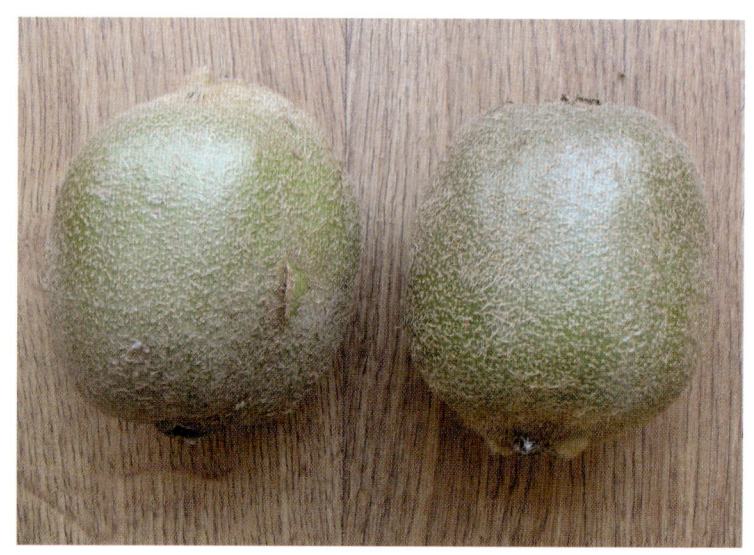

【精选验方】 ①高热烦渴：可每次食用新鲜猕猴桃3~5个，每日3~4次。或取鲜猕猴桃，洗净，捣烂，用凉开水浸泡，然后慢饮。②胃癌、食道癌：新鲜猕猴桃60克，猕猴桃树根、半枝莲各30克。将上3味加水1 000毫升煎煮至1小碗。每日1剂，30日为1个疗程。③消化不良：猕猴桃干果60克。将上1味加水1000毫升煎煮至1小碗。每日1剂。

【实用药膳】

猕猴桃汁

原料：猕猴桃300克，白糖20克。

制法：将猕猴桃去皮，榨成汁液，然后将白糖放入猕猴桃汁液中，再放入适量温开水，搅匀后即可饮用。

用法：每日2次，每次100毫升。

功效：清热，止渴，通淋。

适用：急性病毒性肝炎患者。

猕猴桃红枣汁

原料：猕猴桃50～100克，红枣25克，红茶3克。

制法：先将猕猴桃与红枣放入1 000毫升水中，煮沸，待锅中火约剩半数时加入红茶，再煮沸1分钟，即成。

用法：每日3次温服，同食猕猴桃和枣。

功效：健脾益气，解毒抗癌。

适用：胃癌、食管癌及各种癌肿。

猕猴桃蜜汁

原料：猕猴桃2枚，蜂蜜30克。

制法：将新鲜采摘的猕猴桃用冷盐开水浸泡片刻，洗净，剥开，取其果肉，切碎，捣烂，研成细糊状，加冷开水搅拌，调成粘稠汁液，兑入蜂蜜，加冷开水至300克，混匀即成。

用法：每日早、晚分饮。

功效：清热解毒，滋补抗癌。

适用：食管癌、胃癌、大肠癌等。

甘蔗 （《别录中品》）

【释名】竿蔗（《草木状》），薯。

蔗

【气味】甘，平，涩，无毒。

【主治】下气和中，助脾气，利大肠（《别录》）。止呕哕反胃，宽胸膈（时珍）。

【附方】

发热口干、小便赤涩：取甘蔗去皮，嚼汁咽之。饮浆亦可。（《外台秘要》）

反胃吐食：用甘蔗汁七升，生姜汁一升，和匀，日日细呷之。（《梅师方》）

干呕不息：蔗汁温服半升，日三次。入姜汁更佳。（《肘后方》）

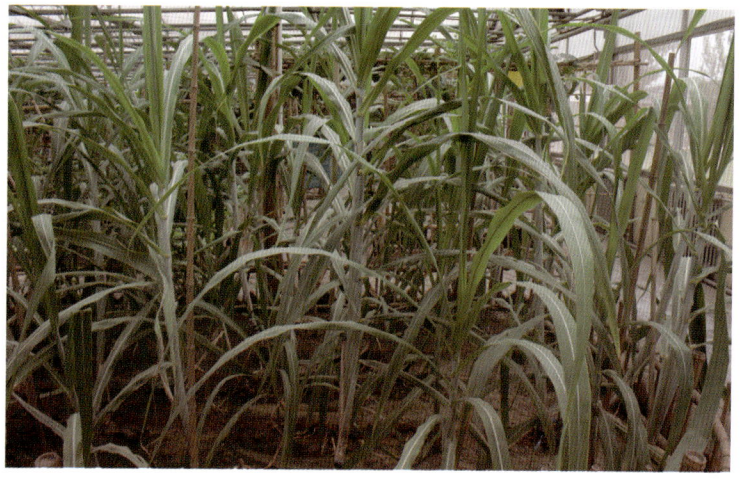

本草纲目 果部妙用

眼暴赤肿，碜涩疼痛：甘蔗汁二合，黄连半两，入铜器内慢火养浓，去滓，点之。（《普济方》）

虚热咳嗽，口干涕唾：用甘蔗汁一升半，青粱米四合，煮粥。日食二次，极润心肺。（《董氏方》）

小儿口疳：蔗皮烧研，掺之。（《简便方》）

滓

【主治】烧存性，研末，乌桕油调，涂小儿头疮白秃，频涂取瘥。烧烟勿令入目，能使暗明（时珍）。

【别名】薯蔗、干蔗、竿蔗、糖蔗、接肠草、黄皮果蔗。

【来源】为禾本科植物甘蔗的茎杆。

【形态特征】多年生草本。秆直立，粗壮，坚实，高2～4米，直径2～5厘米，表面常被白粉。叶片阔而长，长0.5～1米，宽2.5～5厘米，两面粗糙。圆锥花序大，长10～50厘米，白色，生于秆顶；分枝纤细，节间无毛；小穗基盘微小，被白色丝状长毛，毛长为小穗的2倍；结实小花的外稃甚狭或缺；内稃小，披针形。

【性味归经】甘，寒。归胃、肺经。

【功效主治】清热除烦，生津润燥，和中下气。主治因热病引起的伤津，心烦口渴，反胃呕吐，肺燥引发的咳嗽气喘。还可以通便解结，饮其汁还可缓解酒精中毒。

【用法用量】生食（嚼汁咽），绞汁，煮粥。

【使用禁忌】脾胃虚寒，痰湿咳嗽不宜。忌食霉变的甘蔗，因其含黄曲霉毒素易引起中毒。过食甘蔗易引起昏迷。

本草纲目 果部妙用

【精选验方】①酒食过度,烦热面赤,呕逆少食:甘蔗200克,鲜萝卜150克。切碎,加水煮至萝卜烂熟,去渣取汁,随量服用。 ②阴液不足,胃气上逆,反胃呕吐,或噎膈饮食不下:甘蔗250~500克,生姜15~30克。分别切碎,略捣绞汁,和匀服用,或煎热服。可分3~4次服。③脾肺不足,阴虚肺燥,烦热咳嗽,咽喉不利:甘蔗500克,切碎略捣,绞取汁液,加粟米(青粱米)60克。加水适量,煮成稀粥食。

【实用药膳】

甘蔗高粱粥

原料:甘蔗浆500克,高粱米150克。

制法:先用温开水浸泡高粱米,以涨透为度,并用清水淘洗干净,备用。煮内加适量的清水,置于旺火上烧沸,倒入高粱米,锅加盖,用文火煮至粥成时,加入甘蔗浆拌匀,稍煮片刻,即可食用。

用法:每日早、晚食用。

功效:滋阴润燥,和胃止呕,下气止咳,清热解毒。

适用:病后伤津之人。

甘蔗汁粳米粥

原料:鲜甘蔗汁300克,粳米100克。

制法:将粳米倒入沙锅,加水适量,煮至粥将成时,兑入甘蔗汁,煮至粥成即得。

用法:每日1剂,分2~3次饮食。

功效:益气养阴,生津润肺,清热利咽。

适用:秋季上呼吸道感染、甲状腺功能亢进等;亦可用于预防流行性感冒。

甘蔗莲藕汁

原料：甘蔗、白莲藕各500克。

制法：将甘蔗去皮切成块状，放入榨汁机中，压榨果汁备用；白莲藕去皮切碎，装入碗中，用甘蔗汁腌渍半日，再榨取白莲藕汁即可。

用法：每日1剂，分3次饮用。

功效：清热利尿。

适用：泌尿系统感染。

甘蔗姜汁

原料：甘蔗汁半杯，鲜姜汁1汤匙。

制法：甘蔗汁是将甘蔗剥去皮，捣烂绞取的汁液。姜汁制法与此同。

用法：将两汁和匀稍温服饮，每日2次。

功效：清热解毒，和胃止呕。

适用：胃癌初期、妊娠反应、慢性胃病等引起的反胃吐食或干呕不止。

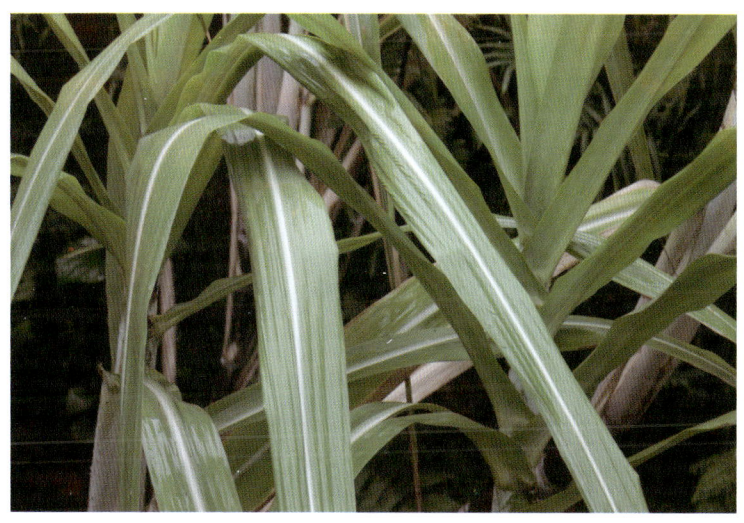

莲藕 (《本经上品》)

【释名】其根藕(《尔雅》),其实莲(《尔雅》),其茎叶荷。

莲实

【释名】藕实(《本经》),石莲子(《别录》),水芝(《本经》),泽芝(《古今注》)。

【气味】甘,平,涩;无毒。

【主治】补中养神,益气力,除百疾。久服,轻身耐老,不饥延年《本经》。交心肾,厚肠胃,固精气,强筋骨,补虚损,利耳目,除寒湿,止脾泄久痢,赤白浊,女人带下崩中诸血病(时珍)。

【附方】

补中强志:用莲实半两去皮心,研末,水煮熟,以粳米三合煮粥,入末搅匀食。(《圣惠方》)

补虚益损:用莲实半升,酒浸二宿,以牙猪肚一个洗净,入莲在内,缝定煮熟,取出晒干为末,酒煮米糊丸梧子大。每服五十丸,食前温酒送下。(《医学发明》)

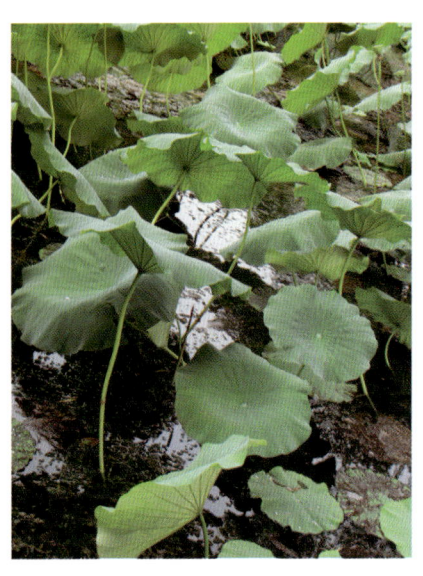

白浊遗精：用莲肉、白茯苓等分，为末。白汤调服。（《普济方》）

心虚赤浊：用石莲肉六两，炙甘草一两，为末。每服一钱，灯心汤下。（《直指方》）

久痢禁口：石莲肉炒，为末。每服二钱，陈仓米调下，便觉思食，甚妙。加入香连丸，尤妙。（《丹溪心法》）

哕逆不止：石莲肉六枚，炒赤黄色，研末。冷熟水半盏和服，便止。（《苏颂图经》）

产后咳逆，呕吐，心忡目运：用石莲子两半，白茯苓一两，丁香五钱，为末。每米饮服二钱。）（《良方补遗》）

眼赤作痛：莲实去皮研末一盏，粳米半升，以水煮粥，常食。（《普济方》）

小儿热渴：莲实二十枚炒，浮萍二钱半，生姜少许，水煎，分三服。（《圣济总录》）

反胃吐食：石莲肉为末，入少许肉豆蔻末，米汤调服之。（《直指方》）

藕

【气味】甘，平，无毒。

【主治】热渴，散留血，生肌。久服令人心欢（《别录》）。止怒止泄，消食解酒毒，及病后干渴（藏器）。

藕蔤

【释名】藕丝菜。

【气味】甘，平，无毒。

【主治】生食，主霍乱后虚渴烦闷不能食，解酒食毒（苏颂）。功与藕同（时珍）。

藕节

【气味】涩，平，无毒。

【主治】捣汁饮，主吐血不止，及口鼻出血（甄权）。能止咳血唾血，血淋溺血，下血血痢血崩（时珍）。

【附方】

卒暴吐血：用藕节、荷蒂各七个，以蜜少许擂烂，用水二盅，煎八分，去滓，温服。或为末丸服亦可。（《圣惠方》）

大便下血：藕节晒干研末，人参、白蜜煎汤，调服二钱，日二服。（《全幼心鉴》）

鼻渊脑泻：藕节、川芎焙研，为末。每服二钱，米饮下。（《普济方》）

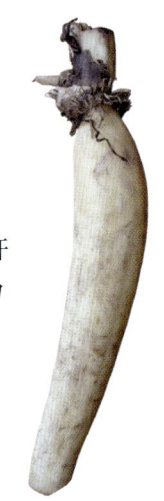

莲薏

【释名】苦薏。

【气味】苦，寒，无毒。

【主治】血渴，产后渴，生研末，米饮服二钱，立愈（士良）。

【附方】

劳心吐血：莲子心七个，糯米二十一粒，为末，酒服。此临安张上舍方也。（《是斋百一方》）

小便遗精：莲子心一撮，为末，入辰砂一分。每服一钱，白汤下，日二。（《医林集要》）

莲蕊须

【释名】 佛座须。

【气味】 甘，涩，温，无毒。

【主治】 清心通肾，固精气，乌须发，悦颜色，益血，止血崩，吐血（时珍）。

莲花

【释名】 芙蓉（《古今注》），芙蕖（《古今注》），水华。

【气味】 苦、甘，温，无毒。

【主治】 镇心益色。驻颜身轻（大明）。

【附方】

服食驻颜：七月七日采莲花七分，八月八日采根八分，九月九日采实九分，阴干捣筛。每服方寸匕，温酒调服。（《太清草木方》）

坠损呕血：用干荷花为末，每酒服方寸匕，其效如神。（《医方摘要》）

莲房

【释名】 莲蓬壳。

【气味】 苦，涩，温，无毒。

【主治】 治血胀腹痛，及产后胎衣不下，酒煮服之。水煮服之，解野菌毒（藏器）。止血崩、下血、溺血（时珍）。

【附方】

经血不止：用陈莲蓬壳烧存性，研末。每服二钱，热酒

下。(《妇人经验方》)

血崩不止：用莲蓬壳、荆芥穗各烧存性，等分为末。每服二钱，米饮下。(《圣惠方》)

产后血崩：莲蓬壳五个，香附二两，各烧存性，为末。每服二钱，米饮下，日二。(《妇人良方》)

漏胎下血：莲房烧研，面糊丸梧子大。每服百丸，汤、酒任下，日二。(《朱氏集验方》)

小便血淋：莲房烧存性，为末，入麝香少许。每服二钱半，米饮调下，日二。(《经验方》)

荷叶

【释名】嫩者荷钱（象形）。贴水者藕荷（生藕者）。出水者芰荷（生花者）。蒂名荷鼻。

【气味】苦，平，无毒。

【主治】止渴，落胞破血，治产后口干，心肺躁烦（大明）。生发元气，裨助脾胃，散瘀血，消水肿痈肿，发痘疮，治吐血咯血衄血，下血溺血血淋，崩中，产后恶血，损伤败血（时珍）。

【附方】

阳水浮肿：败荷叶烧存性，研末。每服二钱，米饮调下，日三服。(《证治要诀》)

脚膝浮肿：荷叶心、藁本等分，煎汤，淋洗之。(《永类方》)

打扑损伤（恶血攻心，闷乱疼痛者）：以干荷叶五片烧存性，为末。

每服三钱,童子热尿一盏,食前调下,日三服,利下恶物为度。(《圣惠方》)

产后心痛(恶血不尽也):荷叶炒香为末。每服方寸匕,沸汤或童子小便调下。或烧灰、或煎汁皆可。(《救急方》)

伤寒产后,血运欲死:用荷叶、红花、姜黄等分,炒研末。童子小便调服二钱。(《伤寒论》)

孕妇伤寒:用嫩卷荷叶焙半两,蚌粉二钱半,为末。每服三钱,新汲水入蜜调服,并涂腹上。(《郑氏方》)

妊娠胎动:干荷蒂一枚炙,研为末。糯米淘汁一钟,调服即安。(《经验方》)

血痢不止:荷叶蒂,水煮汁,服之。(《普济方》)

下痢赤白:荷叶烧研。每服二钱,红痢蜜汤下,白痢砂糖汤下。

脱肛不收:贴水荷叶焙研,酒服二钱,仍以荷叶盛末坐之。(《经验良方》)

牙齿疼痛:青荷叶剪取钱蒂七个,以浓米醋一盏,煎半盏,去滓,熬成膏,时时抹之妙。(《经验方》)

偏头风痛:升麻、苍术各一两,荷叶一个,水二盅,煎一钟,食后温服。或烧荷叶一个,为末,以煎汁调服。(《简便方》)

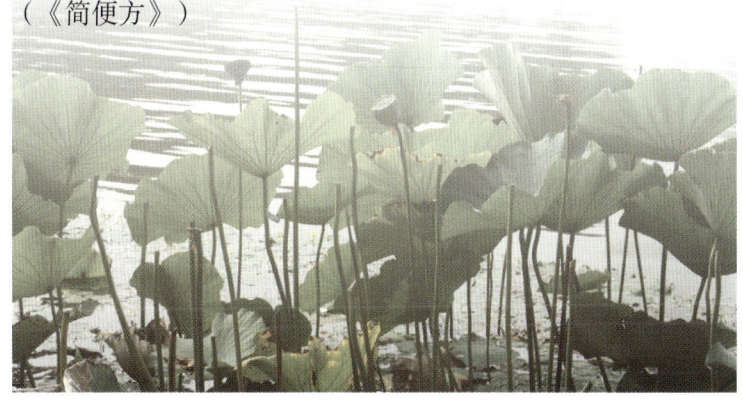

本草纲目 果部妙用

【别名】莲实、莲肉、莲米、藕实、水芝丹、泽芝、莲蓬子。

【来源】本品为睡莲科植物莲的茎、叶、花和成熟种子。

【形态特征】多年生水生草本。根状茎横生，肥大而多节，白色，中有孔洞，俗称"莲藕"。节上生叶，高出水面，叶柄着生于叶背中央，圆柱形，长而多刺。叶片大，圆形，粉绿色。夏季开大花，单生于花梗顶端，复瓣，红色、粉红色或白色；雄蕊多数，心皮多数，埋藏于膨大的花托内，子房椭圆形。花后结"莲蓬"，倒锥形，顶部平，有小孔20～30个，每个小孔内有果实1枚。

【性味归经】苦，涩，平。归心、肝、脾、胆、肺经。

【功效主治】清热解暑，升发清阳，散瘀止血。主治暑湿烦渴，头痛眩晕，脾虚腹胀，大便泄泻，吐血下血，产后恶露不净。

【用法用量】内服：煎汤，3～10克（鲜品15～30克）；荷叶炭3～6克，或入丸、散。外用：适量，捣敷或煎水洗。

【使用禁忌】升散消耗，虚者禁之。凡上焦邪盛，治宜清降者，切不可用。

【精选验方】①血友病（鼻衄、牙出血、咯血）：鲜藕1 000克，鲜梨1个，生荸荠、生甘蔗各500克，鲜生地黄250克，同榨汁，每次1小杯，每日3～4次。②防暑：鲜藕250克，洗净切片，加糖适量，煎汤代茶饮。③产后出血：鲜藕榨汁，每次2匙，每日3次。④白带：藕汁半碗，红鸡冠花3朵，水煎，调红糖服，每日2次。⑤痔疮、肛裂：鲜藕500克，僵蚕7个，红糖120克，水煎，连汤服下，连服1周。

【实用药膳】

荷叶冬瓜汤

原料：用鲜荷叶1片，鲜冬瓜500克。

制法：加水煮汤，少许盐调味。

用法：饮汤食冬瓜。

功效：清热解暑，利尿除湿，生津止渴。

适用：暑天口渴心烦、肺热咳嗽、痰黄稠、小便短赤、口疮等。

荷花拌火腿

原料：荷花5朵，火腿肉200克，麻油、盐、味精各适量。

制法：荷花剥成瓣，切成丝，泡在清水中，火腿肉也切成同样粗细的丝，分别放滚开水烫熟，捞出沥干，装于盘中，加入麻油、盐、味精，拌匀，腌渍入味。

用法：单食或佐餐。

功效：气血亏虚，未老先衰，神疲乏力。

适用：气血亏虚，肌肤枯燥无华。

荷花白菜

原料：鲜荷花1朵，大白菜500克，白糖、白醋、桂花酱各适量。

制法：将大白菜洗净沥干水分，用力切成斜块，再用开水

本草纲目 果部妙用

焯一下，然后用水冲凉沥干，放入盆内。将鲜荷花洗净，摘下花瓣，放入大白菜盆内，加入白糖、白醋、桂花酱拌匀。将调制好的荷花白菜放入冰箱冷冻24小时，腌渍入味，食时从冰箱取出放入盘内即成。

用法：佐餐食用。

功效：解热除烦，健美驻颜。

适用：美容保健。

莲藕桂圆汤

原料：莲藕500克，胡萝卜250克，大枣（去核）、桂圆肉（干）各50克。

制法：先将莲藕、胡萝卜洗净切成薄片，大枣、桂圆肉洗净，然后一起入沙锅加水大火煮沸，改小火煨至大枣软烂、藕片熟软即成。

用法：佐餐食用。

功效：养血补血。

适用：心血不足而致失眠、心悸及面色皮肤松浮不华（无光泽）者。

莲花粥

原料：莲花5朵，糯米100克，冰糖适量。

制法：莲花瓣下，用清水洗净。糯米淘净下锅煮粥，待粥将熟时，加入冰糖、莲花瓣稍煮即成。

用法：每日早、晚温热服食。

功效：活血止血，祛湿消风。

适用：跌打损伤之呕血。

莲子猪肚

原料：猪肚1个，莲子50粒，香油、盐、葱、生姜、蒜各适量。

制法：猪肚洗净，内装水发莲子（去心），用线缝合，放入锅内，加清水，炖熟透；捞出晾凉，将猪肚切成细丝，同莲子放入盘中。将香油、盐、葱、生姜、蒜调料与猪肚丝拌匀即成。

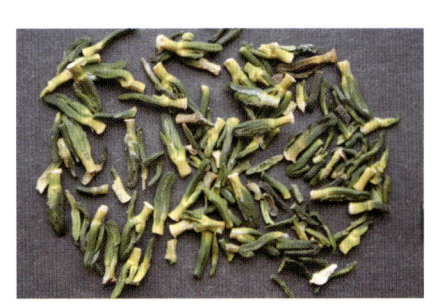

用法：可单服，亦可佐餐。

功效：健脾益胃，补虚益气。

适用：食少、消瘦、泄泻、水肿等。

荷叶肉丝粥

原料：鲜荷叶60克，猪瘦肉、大米各100克。

制法：荷叶切成长条；猪肉切成丝。荷叶煎煮取汁，加入大米中煮粥，待五成熟时下猪肉煮熟成粥。

用法：每日早晚服食。

功效：凉血止血，清暑止泻，滋补肾阴。

适用：高脂血症、冠心病、动脉硬化。

荷叶绿豆粥

原料：小米250克，绿豆100克，鲜荷叶2张，面芡50克，白糖适量。

制法：荷叶洗净，入沸水锅中焯一下捞出，用手撕开成六瓣。绿豆下锅加水煮至七成熟时，加进小米煮开花，然后再放荷叶、白糖略煮一下，勾面芡，捞出荷叶即成。

用法：温热食服。

功效：清热解毒，清暑利水。

适用：丹毒、痈肿等。

芡实 （《本经上品》）

【释名】鸡头（《本经》），雁喙（《本经》），雁头（《古今注》），卵菱（《管子》）。

【气味】甘，平，涩，无毒。
【主治】湿痹，腰脊膝痛，补中，除暴疾，益精气，强志，令耳目聪明。久服，轻身不饥，耐老神仙（《本经》）。止渴益肾，治小便不禁，遗精白浊带下（时珍）。

【附方】

益精气，强志意，利耳目：鸡头实三合，煮熟去壳，粳米一合煮粥，日日空心食。（《经验方》）

色欲过度，损伤心气，小便数，遗精：用秋石、白茯苓、芡实、莲肉各二两，为末，蒸枣和，丸梧子大。每服三十丸，空心盐汤送下。（《永类方》）

浊病：用芡实粉、白茯苓粉，黄蜡化蜜和，丸梧桐子大。每服百丸，盐汤下。（《摘玄方》）

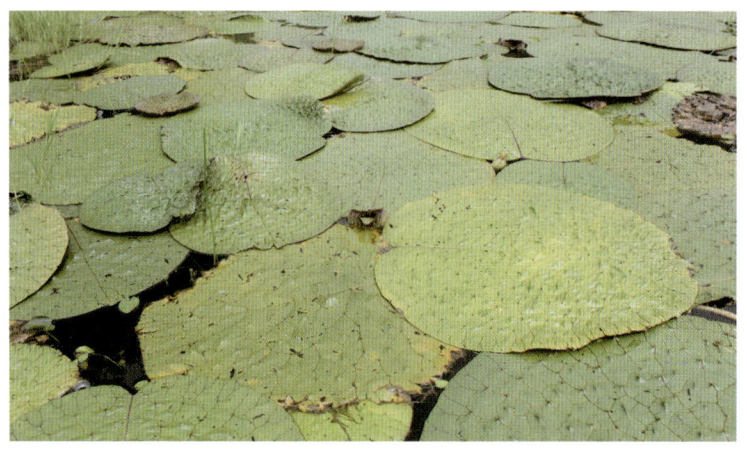

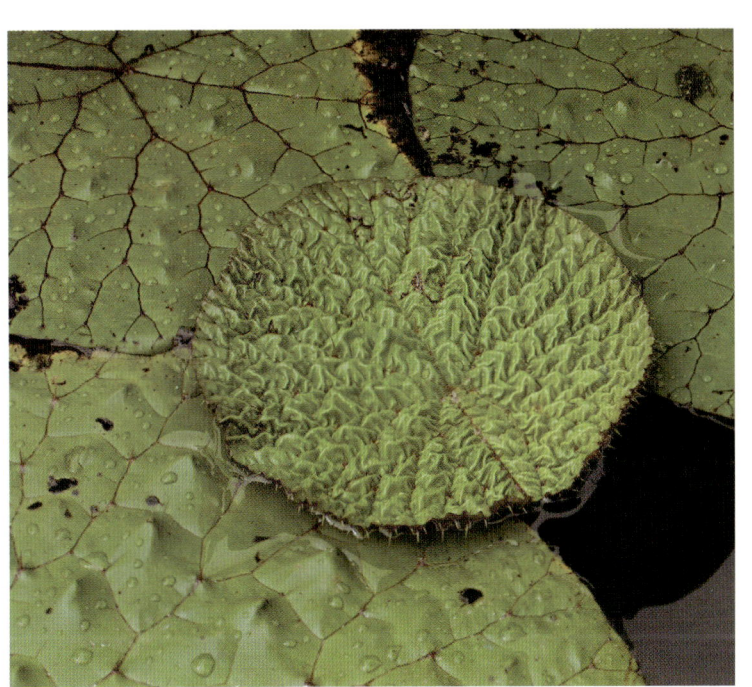

鸡头菜(即芡茎)

【气味】咸、甘,平,无毒。
【主治】止烦渴,除虚热,生熟皆宜(时珍)。

根

【气味】咸、甘,平,无毒。
【主治】小腹结气痛,煮食之(士良)。
【附方】
 偏坠气块:鸡头根切片煮熟,盐、醋食之。(《法天生意》)

本草纲目 果部妙用

【别名】鸿头、卵菱、雁头、乌头、水流黄、鸡头实、水鸡头、雁喙实。

【来源】本品为睡莲科植物芡的成熟种仁。

【形态特征】一年生水生草本，具白色须根及不明显的茎。初生叶沉水，箭形；后生叶浮于水面，叶柄长，圆柱形中空，表面生多数刺，叶片椭圆状肾形或圆状盾形，直径65～130厘米，表面深绿色，有蜡被，具多数隆起，叶脉分歧点有尖刺，背面深紫色，叶脉凸起，有绒毛。花单生；花梗粗长，多刺，伸出水面；萼片4，直立，披针形，肉质，外面绿色，有刺，内面带紫色；花瓣多数，分3轮排列，带紫色；雄蕊多数；子房半下位，8室，无花柱，柱头红色。浆果球形，海绵质，污紫红色，外被皮刺，上有宿存萼片。种子球形，黑色，坚硬，具假种皮。花期6～9月，果期7～10月。

【性味归经】甘、涩，平。归脾、肾经。

【功效主治】补脾止泻，益肾固精，除湿止带。主治脾虚泄泻，肾虚遗精，带下。

【用法用量】生用益肾固精力胜，多用于肾虚遗精，小便不禁；炒用补脾止泻力强，多用于脾虚泄泻。内服：煎汤，10～15克；或入丸、散。

【使用禁忌】小便不利者慎服。

【精选验方】①遗精：锁阳、芡实、沙苑蒺藜、莲须、金樱子各31克，煅龙骨、煅牡蛎各21克，知母、黄柏各15克，水煎服，每日1剂。②带下症：芡实、白果、薏仁、山药各30克，土茯苓20克，地骨皮、车前子各12克，黄柏9克。③慢性前列腺炎：芡实、熟地黄、金樱子各15克，覆盆子、仙灵脾、锁阳各12克，五味子、山萸肉、刺猬皮各10克，制首乌30克，随证加减，水煎服。④婴幼儿腹泻：芡实、泽泻、滑石、炒车前子各20克，焦楂15克，炒苍术5克，砂仁3克，实热证见便脓血，加黄连6克，蒲公英、白头翁各15克；腹胀加草果6克，虚寒型加肉桂、制附子各3克，上药加水500毫升，煎成100～150毫升，分6次在24小时内服完。

【实用药膳】

芡实粥

原料：芡实粉30克，粳米（或糯米）50克。

制法：先将芡实煮熟，去壳后晒干，研成细粉，与粳米同入沙锅内，以文火慢熬成稀粥。

用法：每日早、晚空腹温热服食。

功效：益肾固精，健脾止泻。

适用：肾气亏虚所致的梦遗滑精、遗尿尿浊、小便频多、脾虚泄泻、日久不止、带下量多等。

芡实合剂

原料：芡实30克，山药15克，白术、茯苓各12克，金樱子、菟丝子、黄精各24克，百合18克，党参、枇杷叶各9克。

用法：水煎服，每日2次。

功效：益气健脾，补肾固摄。

适用：慢性肾炎蛋白尿不消，证属脾肾两虚者，症见倦怠乏力、面色萎黄或黄胖、腰膝酸软、头晕耳鸣、食欲不振、小便不利等。

本草纲目 果部妙用

芡实糯米粥

原料：芡实15克，莲子20克，糯米100克。

制法：将莲子、芡实洗净与糯米一同放入锅中，加水适量，熬煮成粥即成。

用法：早、晚食用。

功效：健脾养心，益肾抗衰。

适用：年老体弱，慢性腹泻、多梦失眠，夜间多尿等。感冒发热期间停服。

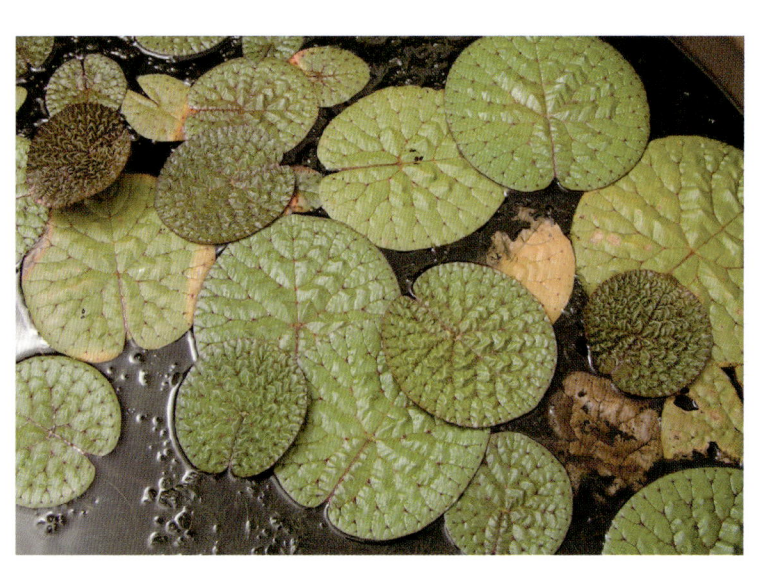